中医临床必读丛书 重刊

元·曾世荣 撰
田代华 整理

活幼心书

人民卫生出版社
·北京·

图书在版编目（CIP）数据

活幼心书 /（元）曾世荣撰；田代华整理. —北京：
人民卫生出版社，2023.3
（中医临床必读丛书重刊）
ISBN 978-7-117-34539-2

Ⅰ. ①活… Ⅱ. ①曾… ②田… Ⅲ. ①中医儿科学－
中国－元代 Ⅳ. ①R272

中国国家版本馆 CIP 数据核字（2023）第 033886 号

人卫智网	**www.ipmph.com**	医学教育、学术、考试、健康，
		购书智慧智能综合服务平台
人卫官网	**www.pmph.com**	人卫官方资讯发布平台

中医临床必读丛书重刊
活幼心书
Zhongyi Linchuang Bidu Congshu Chongkan
Huoyou Xinshu

撰　　者：元·曾世荣
整　　理：田代华
出版发行：人民卫生出版社（中继线 010-59780011）
地　　址：北京市朝阳区潘家园南里 19 号
邮　　编：100021
E - mail：pmph @ pmph.com
购书热线：010-59787592　010-59787584　010-65264830
印　　刷：三河市君旺印务有限公司
经　　销：新华书店
开　　本：889×1194　1/32　印张：7.5
字　　数：116 千字
版　　次：2023 年 3 月第 1 版
印　　次：2023 年 5 月第 1 次印刷
标准书号：ISBN 978-7-117-34539-2
定　　价：32.00 元

打击盗版举报电话：**010-59787491**　　**E-mail：WQ @ pmph.com**
质量问题联系电话：**010-59787234**　　**E-mail：zhiliang @ pmph.com**
数字融合服务电话：**4001118166**　　**E-mail：zengzhi @ pmph.com**

重刊说明

中医药学是中华民族的伟大创造，是中国古代科学的瑰宝，也是打开中华文明宝库的钥匙，为中华民族繁衍生息做出了巨大贡献，对世界文明进步产生了积极影响。中华五千年灿烂文化，"伏羲制九针""神农尝百草"，中医经典著作作为中医学的重要组成部分，是中医药文化之源、理论之基、临床之本。为了把这些宝贵的财富继承好、发展好、利用好，人民卫生出版社于 2005 年推出了《中医临床必读丛书》（简称《丛书》）（105 种），随后于 2017 年推出了《中医临床必读丛书》（典藏版）（30 种），丛书出版后深受读者欢迎，累计印制近 900 万册，成为了中医药从业人员和爱好者的必读经典。

毋庸置疑，中医古籍不仅是中医理论的基础，更是中医临床坚强的基石，提高临床疗效的捷径。每一位中医从业者，无不是从中医经典学起的。"读经典、悟原理、做临床、跟名师、成大家"是中医成才的必要路径。为了贯彻落实党的二十大报告指出的促进中医药传承创新发展和《关于推进新时代古籍工作的意见》

要求,传承中医典籍精华,同时针对后疫情时代中医药在护佑人民健康方面的重要性以及大众对于中医经典的重视,我们因时因势调整和完善中医古籍出版工作,因此,在传承《丛书》原貌的基础上,对105种图书进行了改版,推出《中医临床必读丛书重刊》(简称《重刊》)。为了便于读者阅读,本版尽量保留原版风格,并采用双色印刷,将"养生类著作"单列,对每部图书的导读和相关文字进行了更新和勘误;同时邀请张伯礼院士和王琦院士为《重刊》作序,具体特点如下:

1. **精选底本,校勘严谨** 每种古籍均由各科专家遴选精善底本,加以严谨校勘,为读者提供精准的原文。在内容上,考虑中医临床人员的学习需要,一改过去加校记、注释、语译等方式,原则上只收原文,不作校记和注释,类似古籍的白文本。对于原文中俗体字、异体字、避讳字、古今字予以径改,不作校注,旨在使读者在研习之中渐得旨趣,体悟真谛。

2. **导读要览,入门捷径** 为了便于读者学习和理解,每本书前撰写了导读,介绍作者生平、成书背景、学术特点,重点介绍该书的主要内容、学习方法和临证思维方法,以及对临床的指导意义,对书的内容提要钩玄,方便读者抓住重点,提升学习和临证效果。

3. **名家整理,打造精品** 《丛书》整理者如余瀛鳌、钱超尘、郑金生、田代华、郭君双、苏礼等大部分专家都参加了我社 20 世纪 80 年代中医古籍整理工作，他们拥有珍贵而翔实的版本资料，具备较高的中医古籍文献整理水平与丰富的临床经验，是我国现当代中医古籍文献整理的杰出代表，加之《丛书》在读者心目中的品牌形象和认可度，相信《重刊》一定能够历久弥新，长盛不衰，为新时代我国中医药事业的传承创新发展做出更大的贡献。

主要分类和具体书目如下：

 经典著作

《黄帝内经素问》　　《金匮要略》

《灵枢经》　　　　　《温病条辨》

《伤寒论》　　　　　《温热经纬》

 诊断类著作

《脉经》　　　　　　《濒湖脉学》

《诊家枢要》

 通用著作

《中藏经》　　　　　《三因极一病证方论》

《伤寒总病论》　　　《素问病机气宜保命集》

《素问玄机原病式》　《内外伤辨惑论》

《儒门事亲》　　　　　《石室秘录》

《脾胃论》　　　　　　《医学源流论》

《兰室秘藏》　　　　　《血证论》

《格致余论》　　　　　《名医类案》

《丹溪心法》　　　　　《兰台轨范》

《景岳全书》　　　　　《杂病源流犀烛》

《医贯》　　　　　　　《古今医案按》

《理虚元鉴》　　　　　《笔花医镜》

《明医杂著》　　　　　《类证治裁》

《万病回春》　　　　　《医林改错》

《慎柔五书》　　　　　《医学衷中参西录》

《内经知要》　　　　　《丁甘仁医案》

《医宗金鉴》

各科著作

(1) 内科

《金匮钩玄》　　　　　《张氏医通》

《秘传证治要诀及类方》　《张聿青医案》

《医宗必读》　　　　　《临证指南医案》

《医学心悟》　　　　　《症因脉治》

《证治汇补》　　　　　《医学入门》

《医门法律》　　　　　《先醒斋医学广笔记》

《温疫论》　　　　　　　《串雅内外编》

《温热论》　　　　　　　《医醇賸义》

《湿热论》　　　　　　　《时病论》

(2)外科

《外科精义》　　　　　　《外科证治全生集》

《外科发挥》　　　　　　《疡科心得集》

《外科正宗》

(3)妇科

《经效产宝》　　　　　　《傅青主女科》

《女科辑要》　　　　　　《竹林寺女科秘传》

《妇人大全良方》　　　　《济阴纲目》

《女科经纶》

(4)儿科

《小儿药证直诀》　　　　《幼科发挥》

《活幼心书》　　　　　　《幼幼集成》

(5)眼科

《秘传眼科龙木论》　　　《眼科金镜》

《审视瑶函》　　　　　　《目经大成》

《银海精微》

(6)耳鼻喉科

《重楼玉钥》　　　　　　《喉科秘诀》

《口齿类要》

(7)针灸科

《针灸甲乙经》　　　　　《针灸大成》

《针灸资生经》　　　　　《针灸聚英》

《针经摘英集》

(8)骨伤科

《永类钤方》　　　　　　《世医得效方》

《仙授理伤续断秘方》　　《伤科汇纂》

《正体类要》　　　　　　《厘正按摩要术》

 5　养生类著作

《寿亲养老新书》　　　　《老老恒言》

《遵生八笺》

6　方药类著作

《太平惠民和剂局方》　　《得配本草》

《医方考》　　　　　　　《成方切用》

《本草原始》　　　　　　《时方妙用》

《医方集解》　　　　　　《验方新编》

《本草备要》

人民卫生出版社

2023 年 2 月

序 一

　　党的二十大报告提出,把马克思主义与中华优秀传统文化相结合。中医药学是中国古代科学的瑰宝,也是打开中华文明宝库的钥匙。当前,中医药发展迎来了天时、地利、人和的大好时机。特别是近十年来,党中央、国务院密集出台了一系列方针政策,大力推动中医药传承创新发展,其重视程度之高、涉及领域之广、支持力度之大,都是前所未有的。"识势者智,驭势者赢",中医药人要乘势而为,紧紧把握住历史的机遇,承担起时代的责任,增强文化自信,勇攀医学高峰,推动中医药传承创新发展。而其中人才培养是当务之急,不可等闲视之。

　　作为中医药人才成长的必要路径,中医经典著作的重要性毋庸置疑。历代名医先贤,无不熟谙经典,并通过临床实践续先贤之学,创立弘扬新说;发皇古义,融会新知,提高临床诊治水平,推动中医药学术学科进步,造福于黎庶。孙思邈指出:"凡欲为大医,必须谙《素问》《甲乙》《黄帝针经》……"李东垣发《黄帝内经》胃气学说之端绪,提出"内伤脾胃,百病由生"的观点，一部《脾胃论》成为内外伤病证辨证之圭臬。经典者，路志正国医大师认为：原为"举一纲而万目张，解一卷而众篇明"之作，经典之所以奉为经典，一是经过长时间的临床实践检验，具有明确的临床指导作用和理论价值；二是后代医家在学术流变中，不断诠释、完善并丰富了其内涵与外延，使其与时俱进，丰富和发展了理论。

如何研习经典，南宋大儒朱熹有经验可以借鉴：为学之道，莫先于穷理；穷理之要，必在于读书；读书之法，莫贵于循序而致精；而致精之本，则又在于居敬而持志。读朱子治学之典，他的《观书有感》诗歌可为证："半亩方塘一鉴开，天光云影共徘徊。问渠那得清如许？为有源头活水来。"可诠释读书三态：一是研读经典关键是要穷究其理，理在书中，文字易懂但究理需结合临床实践去理解、去觉悟；更要在实践中去应用，逐步达到融汇贯通，圆机活法，亦源头活水之谓也。二是研读经典当持之以恒，循序渐进，读到豁然以明的时候，才能体会到脑洞明澄，如清澈见底的一塘活水，辨病识证，仿佛天光云影，尽映眼前的境界。三是研读经典者还需有扶疾治病、济世救人之大医精诚的精神；更重要的是，读经典还需怀着敬畏之心去研读赏析，信之用之日久方可发扬之；有糟粕可弃用,但须慎之。

在这次新型冠状病毒感染疫情的防治中,疫病相关的中医经典发挥了重要作用,2020年疫情初期我们通过流调和分析,明确了新型冠状病毒感染是以湿毒内蕴为核心病机、兼夹发病为临床特点的认识,有力指导了对疫情的防治。中医药早期介入,全程参与,有效控制转重率,对重症患者采取中西医结合救治,降低了病死率,提高了治愈率。所筛选出的"三药三方"也是出自古代经典。在中医药整建制接管的江夏方舱医院中,更是交出了564名患者零转重、零复阳,医护零感染的出色答卷。中西医结合、中西药并用成为中国抗疫方案的亮点,是中医药守正创新的一次生动实践,也为世界抗疫贡献了东方智慧,受到世界卫生组织(WHO)专家组的高度评价。

经典中蕴藏着丰富的原创思路,给人以启迪。青蒿素的发明即是深入研习古典医籍受到启迪并取得成果的例证。进入新时代,国家药品监督管理部门所制定的按古代经典名方目录管理的中药复方制剂,基于人用经验的中药复方制剂新药研发等相关政策和指导原则,也助推许多中医药科研人员开始从古典医籍中寻找灵感与思路,研发新方新药。不仅如此,还有学者从古籍中梳理中医流派的传承与教育脉络,以传统的人才培养方法与模式为现代中医药教育提供新的借鉴……可见中医药古籍中的内容对当代中医药科研、临床与教育均具有指导作用，应该受到重视与研习。

我们欣慰地看到，人民卫生出版社在20世纪50年代便开始了中医古籍整理出版工作，先后经过了影印、白文版、古籍校点等阶段，经过近70年的积淀，为中医药教材、专著建设做了大量基础性工作；并通过古籍整理，培养了一大批中医古籍整理名家和专业人才，形成了"品牌权威、名家云集""版本精良、校勘精准""读者认可、历久弥新"等鲜明特点，赢得了广大读者和行业内人士的普遍认可和高度评价。2005年，为落实国家中医药管理局设立的培育名医的研修项目，精选了105种中医经典古籍分为三批刊行，出版以来，重印近千万册，广受读者欢迎和喜爱。"读经典、做临床、育悟性、成明医"在中医药行业内蔚然成风，可以说这套丛书为中医临床人才培养发挥了重要作用。此次人民卫生出版社在《中医临床必读丛书》的基础上进行重刊，是践行中共中央办公厅、国务院办公厅《关于推进新时代古籍工作的意见》和全国中医药人才工作会议精神，以实际行动加强中医古籍出版工作，注重古籍资源转化利用，促进中医药传承创新发展的重要举措。

经典之书,常读常新,以文载道,以文化人。中医经典与中华文化血脉相通,是中医的根基和灵魂。"欲穷千里目,更上一层楼",经典就是学术进步的阶梯。希望广大中医药工作者乃至青年学生,都要增强文化自觉和文化自信,传承经典,用好经典,发扬经典。

有感于斯,是为序。

中国工程院院士　国医大师
天津中医药大学　名誉校长　张伯礼
中国中医科学院　名誉院长
　　　　2023 年 3 月于天津静海团泊湖畔

序 二

中医药典籍浩如烟海,自先秦两汉以来的四大经典《黄帝内经》《难经》《神农本草经》《伤寒杂病论》,到隋唐时期的著名医著《诸病源候论》《备急千金要方》,宋代的《经史证类备急本草》《圣济总录》,金元时期四大医家刘完素、张从正、李东垣和朱丹溪的著作《素问玄机原病式》《儒门事亲》《脾胃论》《丹溪心法》等,到明清之际的《本草纲目》《医门法律》等,中医古籍是我国中医药知识赖以保存、记录、交流和传播的根基和载体,是中华民族认识疾病、诊疗疾病的经验总结,是中医药宝库的精华。

中华人民共和国成立以来,在中医药、中西医结合临床和理论研究中所取得的成果,与中医古籍研究有着密不可分的关系。例如中西医结合治疗急腹症,是从《金匮要略》大黄牡丹汤治疗肠痈等文献中得到启示;小夹板固定治疗骨折的思路,也是根据《仙授理伤续断秘方》等医籍治疗骨折强调动静结合的论述所取得的;活血化瘀方药治疗冠心病、脑血管意外和闭塞性脉管炎等疾病的疗效,是借鉴《医林改错》

等古代有关文献而加以提高的；尤其是举世瞩目的抗疟新药青蒿素，是基于《肘后备急方》治疟单方研制而成的。

党的二十大报告提出，深入实施科教兴国战略、人才强国战略。人才是全面建设社会主义现代化国家的重要支撑。培养人才，教育要先行，具体到中医药人才的培养方面，在院校教育和师承教育取得成就的基础上，我还提出了书院教育的模式，得到了国家中医药管理局和各界学者的高度认可。王琦书院拥有115位两院院士、国医大师的强大师资阵容，学员有岐黄学者、全国名中医和来自海外的中医药优秀人才代表。希望能够在中医药人才培养模式和路径方面进行探索、创新。

那么，对于个人来讲，我们怎样才能利用好这些古籍，来提升自己的临床水平？我以为应始于约，近于博，博而通，归于约。中医古籍博大精深，绝非只学个别经典即能窥其门径，须长期钻研体悟和实践，精于勤思明辨、临床辨证，善于总结经验教训，才能求得食而化，博而通，通则返约，始能提高疗效。今由人民卫生出版社对《中医临床必读丛书》(105种)进行重刊，我认为是件非常有意义的事，《重刊》校勘严谨，每本书都配有导读要览，同时均为名家整理，堪称精品,是在继承的基础上进行的创新,这无疑对提高临床疗效、推动中医药事业的继承与发展具有积极的促进作用,因此,我们也会将《重刊》列为书院教学尤其是临床型专家成长的必读书目。

韶光易逝,岁月如流,但是中医人探索求知的欲望是亘古不变的。我相信,《重刊》必将对新时代中医药人才培养和中医学术发展起到很好的推动作用。为此欣慰之至,乐为之序。

中国工程院院士　国医大师　王琦

2023 年 3 月于北京

原　序

　　中医药学是具有中国特色的生命科学，是科学与人文融合得比较好的学科，在人才培养方面，只要遵循中医药学自身发展的规律，把中医理论知识的深厚积淀与临床经验的活用有机地结合起来，就能培养出优秀的中医临床人才。

　　百余年西学东渐，再加上当今市场经济价值取向的影响，使得一些中医师诊治疾病常以西药打头阵，中药作陪衬，不论病情是否需要，一概是中药加西药。更有甚者不切脉、不辨证，凡遇炎症均以解毒消炎处理，如此失去了中医理论对诊疗实践的指导，则不可能培养出合格的中医临床人才。对此，中医学界许多有识之士颇感忧虑而痛心疾首。中医中药人才的培养，从国家社会的需求出发，应该在多种模式、多个层面展开。当务之急是创造良好的育人环境。要倡导求真求异、学术民主的学风。国家中医药管理局设立了培育名医的研修项目，第一是参师襄诊，拜名师并制订好读书计划，因人因材施教，务求实效。论其共性，则需重视"悟性"的提高，医理与易理相通，重视易经相关理论的学习;还有文献学、逻辑学、生命科学原理与生物信息学等知识的学习运用。"悟性"主要体现在联系临床,提高思辨能力,破解疑难病例,获取疗效。再者是熟读一本临证案头书,研修项目精选的书目可以任选,作为读经典医籍研修晋级保底的基本功。第二是诊疗环境,我建议城市与乡村、医院与诊所、病房与门诊可以兼顾,总以多临证、多研讨为主。若参师三五位以上,年诊千例以上,必有上乘学问。第三是求真务实,"读经典做临床"关键在"做"字上苦下功夫,敢于置疑而后验证、诠释,进而创新,诠证创新自然寓于继承之中。

中医治学当溯本求源,古为今用,继承是基础,创新是归宿,认真继承中医经典理论与临床诊疗经验,做到中医不能丢,进而才是中医现代化的实施。厚积薄发、厚今薄古为治学常理。所谓勤求古训、融会新知,即是运用科学的临床思维方法,将理论与实践紧密联系,以显著的疗效,诠释、求证前贤的理论,于继承之中求创新发展,从理论层面阐发古人前贤之未备,以推进中医学科的进步。

综观古往今来贤哲名医,均是熟谙经典、勤于临证、发皇古义、创立新说者。通常所言的"学术思想"应是高层次的成就,是锲而不舍长期坚持"读经典做临床",并且,在取得若干鲜活的诊疗经验基础上,应是学术闪光点凝聚提炼出的精华。笔者以弘扬中医学学科的学术思想为己任,绝不敢言自己有什么学术思想,因为学术思想一定要具备创新思维与创新成果,当然是在以继承为基础上的创新;学术思想必有理论内涵指导临床实践,能提高防治水平;再者,学术思想不应是一病一证一法一方的诊治经验与心得体会。如金元大家刘完素著有《素问病机气宜保命集》,自述"法之与术,悉出《内经》之玄机",于刻苦钻研运气学说之后,倡"六气皆从火化",阐发火热症证脉治,创立脏腑六气病机、玄府气液理论。其学术思想至今仍能指导温热、瘟疫的防治。严重急性呼吸综合征(SARS)流行时,运用玄府气液理论分析证候病机,确立治则治法,遣药组方获取疗效,应对突发公共卫生事件,造福群众。毋庸置疑,刘完素是"读经典做临床"的楷模,而学习历史,凡成中医大家名师者基本如此,即使当今名医具有卓越学术思想者,亦无例外。因为经典医籍所提供的科学原理至今仍是维护健康、防治疾病的准则,至今仍葆其青春,因此"读经典做临床"具有重要的现实意义。

值得指出,培养临床中坚骨干人才,造就学科领军人物是当务之急。在需要强化"读经典做临床"的同时,以唯物主义史观学习易理易道易图,与文、史、哲、逻辑学交叉渗透融合,提高"悟性",指导诊疗工作。面对新世纪,东学西渐是另一股潮流,国外学者研究老聃、孔丘、朱熹、沈括之学,以应对技术高速发展与理论相对滞后的矛盾日趋突出的现状。譬如老聃是中国宇宙论的开拓者,惠施则注重宇宙中一般事物的观察。他解释宇宙为总包一切之"大一"与极微无内之"小一"构成,大而无外小而无内,大一寓有小一,小一中又涵有大一,两者相兼容而为用。如此见解不仅对中医学术研究具有指导作用,对宏观生物学与分子生物学的连接,纳入到系统复杂科学的领域至关重要。近日有学者撰文讨论自我感受的主观症状对医学的贡献和医师参照的意义;有学者从分子水平寻求直接调节整体功能的物质,而突破靶细胞的发病机制;有医生运用助阳化气、通利小便的方药同时改善胃肠症状,治疗幽门螺杆菌引起的胃炎;还有医生使用中成药治疗老年良性前列腺增生,运用非线性方法,优化观察指标,不把增生前列腺的直径作为唯一的"金"指标,用综合量表评价疗效而获得认许,这就是中医的思维,要坚定地走中国人自己的路。

人民卫生出版社为了落实国家中医药管理局设立的培育名医的研修项目,先从研修项目中精选20

种古典医籍予以出版,余下50余种陆续刊行,为我们学习提供了便利条件,只要我们"博学之,审问之,慎思之,明辨之,笃行之",就会学有所得、学有所长、学有所进、学有所成。治经典之学要落脚临床,实实在在去"做",切忌坐而论道,应端正学风,尊重参师,教学相长,使自己成为中医界骨干人才。名医不是自封的,需要同行认可,而社会认可更为重要。让我们互相勉励,为中国中医名医战略实施取得实效多做有益的工作。

王永炎

2005 年 7 月 5 日

导　读

《活幼心书》是中医儿科的重要著作之一。该书内容丰富，辨证详明，全面反映了作者临床心得，对后世医家治疗儿科疾病有重要的指导作用，现重新整理出版，对当今临床有很高的实用价值。

一、《活幼心书》与作者

《活幼心书》为元代儿科著名医家曾世荣编撰。曾世荣，字德显，号育溪，又号演山翁，衡阳（今属湖南）人。约生于南宋理宗宝祐元年（1253）以前，卒于元文宗至顺三年（1332）以后。

曾氏幼习举业，师事乡先生李月山，长则从世医刘思道学医，思道五世祖刘茂先，师承于宋徽宗朝有"活幼宗师"之称的御医戴克臣。世荣得此一脉真传，且精研《黄帝内经》，详味药性，故以幼科知名于时。因"念一宗医书，方论待决，岁月寖远，卷帙不齐，设有危难，未易检阅"，乃"明窗昼熏，短檠夜雨，因就其遗书而精加编次。繁者删之，缺者补之，书非

25

可用不敢录,方非已效弗敢收。……上探三皇前哲之遗言,下探克臣、茂先之用心,实则吾心固有之理,旁求当代明医之论",于元世祖至元三十一年(1294)撰成此书。

该书分3卷。卷上为决证诗赋75则,以歌赋形式简要介绍儿科诊法和小儿病证,可谓该书的总纲。卷中为明本论43则,论述儿科各种疾病的病因、病证和诊断治疗方法;末附拾遗8则,乃曾氏诊治小儿疾病的亲身体验。卷下为信效方,载有治疗小儿疾病的各种常用方剂,分为汤散门、丸膏门、丹饮门、金饼门,附拾遗方,共计230方。综览全书,可谓内容丰富,辨证详明,处方精审,又以歌赋列于卷首,有利于初学者记诵,故受到后世医家的重视,成为儿科临床常用的参考书。

二、主要学术特点及对临床的指导意义

1. 以歌赋形式总括小儿形证

曾氏以活幼之心,潜心钻研儿科,为广其传,乃"明窗昼熏,短檠夜雨",数易寒暑,"实则吾心固有之理,旁求当代明医之论",而著成《活幼心书》。为了便于后学记诵。还将观小儿形气、察指纹五色主病、

诊脉明证,以及胎寒、胎热、夜啼、急惊、吐泻、伤寒、咳嗽、失血等60余种小儿疾病编成歌赋,置于卷首。如"诊脉明证"云:"小儿脉应二周前,一指分关寸尺全;六至号为无病子,不和气主按如弦;浮洪风热数惊候,虚冷沉迟实积坚;指滞脾经时缓应,过犹不及乱难痊。"又如"吐泻"云:"脾虚胃弱病根源,水谷如何运化行? 清浊相干成吐泻,久传虚渴便风生。"如此等等,不详赘述。以歌赋形式总括小儿形证,是曾氏的一大创举,后世医家多宗其法,纷纷以歌赋著书立说,形成了中医特有的写作特色。

2. 详辨小儿40余种常见病证

曾氏在卷首以歌赋形式简述小儿病证的基础上,又在卷中"参前辈之奥义,伸自己之独见",详细介绍了前述43种病证的病因、病机、病证类型和治疗方药。如论"诸吐"云:"论吐之源,难以概举。有冷吐、热吐、积吐、伤风嗽吐、伤乳吐,其吐则同,其证有异,各述于后。冷吐,乳片不消,多吐而少出,脉息沉微,面白眼慢,气缓神昏,额上汗出。此因风寒入胃,或食生冷,或伤宿乳,胃虚不纳而出。宜温胃去风除宿冷,用当归散,水、煨姜、陈皮煎服;或间投冲和饮、理中汤,及姜橘汤、定吐饮……热吐,面赤唇红,吐次少而出多,乳片消而色黄,遍体热甚。或因暑气在胃,或食热物,精神不慢,而多烦躁,此热吐也。宜解热毒,用大顺饮,温熟水空心调下;并五苓散、小柴胡汤,并加姜汁缓服,及香薷散主之。误服热药,先投绿豆饮解之,次服止吐之剂。积吐,眼胞浮,面微黄,足冷肚热,昼轻夜重。儿大者,脉沉缓,此宿冷滞脾,故吐黄酸水,或有清痰;脉实而滑,为食积所伤,吐酸馊气,或宿食并出。儿小者,呗乳不化是也。先用五苓散,姜汁、温汤调下和解;次以乌犀丸主之。最小者,投三棱散、化癖丸。伤风嗽吐,有热生风,有风生痰,痰结胸中,肺气不顺,连嗽不止,和痰吐出,此为嗽吐。痰壅而作,乃为实证。宜去风化痰,先投清肺饮,次小柴胡汤为治。若嗽久而肺虚,土不生金,故面白唇燥,干嗽干呕而无痰,可温补为上,用茯苓厚朴汤、惺惺散、如意膏为治。伤乳吐,才乳哺后即吐,或少停而吐。此因乳饮无度,脾气弱,不能运化,故有此证。譬如小器盛物,满则溢。治法宜节乳,投三棱散。诸吐不止,大要节乳,徐徐用药调治必安。节者,搏节之义。一日但三次或五次,每以乳时不可过饱,其吐自减;及间稀粥投之,亦能和胃解吐。屡见不明此理,惟欲进药以求速效,动辄断乳二三日,致馁甚而胃虚,啼声不已,反激他证。盖人以食为命,孩非乳不活,岂容全断其乳。然乳即血也,血属阴,其性冷,吐多胃弱,故节之。医者切须知此,乳母亦宜服和气血、调脾胃等药。"其他病证,亦多类此。可谓系统详尽,对于临床辨证用药具有重要的实用价值。

3.分类介绍儿科常用方剂

本书共收集古今方剂230首,列于卷下信效方。分汤散门(又分汤类45首,散类75首)、丸膏门(又分丸类31首,膏类15首)、丹饮门(又分丹类7首,饮类37首)、金饼门(又分金类3首,饼类3首)4部分,最后列拾遗方14首。其中,有不少方剂为曾氏所独创,且"方非已效弗敢收",故具有重要的临床参考价值。又本书所创方剂的分类方法,亦独具一格,对后世具有一定的影响。

4.以亲身体验纠正时弊

小儿疾病最为难辨:儿未能言,不可问而知之;即便能言,所言亦不可全信;加之哭闹无常,色、脉亦不可全凭。故必须四诊合参,观形切脉,具有丰富的临证经验,始可辨证明确,药到病除。曾氏从事临床数十年,曾以亲身体验纠正当地世俗时弊。如小儿惊风、搐搦,时医视为一病,辄以金石、脑、麝、蜈、蛇、蝎等剂投之,非徒无益,反激他证。曾氏则谓有因惊风而搐者,有因气郁而搐者。若气郁而搐者,则用宽气饮治之,只以枳壳、枳实为主。若患者仓卒求药,则让其服成药枳壳散,而搐亦止。又如世俗庸医治病纯用补虚,不敢泻实,以求平稳,乃指出此庸工误人最深,如鲧堙洪水,不知五行之道。盖所谓攻者,万病先须发散外邪,外邪既去,而元气自复,即攻中有补存焉。然察其表里虚实,尤在临机权变,毋执一定之规也。再如世俗所用金银薄荷,于薄荷之外,另加用金环、银环同煎,殊为欠妥,曾氏明确指出,金银薄荷乃金钱薄荷之讹传。对于"隆暑戒用附子,隆寒戒用大黄",曾氏指出用药如用兵,当用岂容自己?凡调理旬月外婴孩有病,所用寒热温凉之剂,必先明标本,辨虚实,并举盛夏泄泻用附子、腊月惊风搐搦用大黄两案加以佐证。又如曾氏认为:五苓散在诸家,止用于解伤寒、温湿、暑毒、霍乱,而他则用于惊风、痰搐、疮疹诸疾。指出方中茯苓安心神,泽泻导小便,桂枝抑肝气,所以能疗惊风。施之他证,亦皆有说。上述之论,确能达到正本清源、拨乱反正的目的,对儿科医家具有重要的启迪作用。

三、如何学习应用本书

1.认真阅读序言

序言有自序和他序。他序多为亲朋至友所为,他们与作者朝夕相处,交往甚密,对作者的为人处事、治学精神及学术思想了如指掌。自序为作者的自白,常对其学医经历、治医心得及写作目的进行简要介绍。故阅读序言可以帮助读者了解作者的生平事迹、时代背景、治学态度、著述缘由及良苦用心。对于初学者来说,阅读序言尤为重要。如本书称"活幼心书",曾世荣在自序云:"闻之先儒曰:天向一中分造化,人于心上起经纶。大哉心乎!其万事之机括乎!前乎千百世而上,为天立心、生民立命者,此心也。后乎千百世而下,为往圣继绝学、来者续师传,亦此心也。是心也,以之活幼,即有恻隐之真,所谓乍见孺子将入于井,皆有怵惕恻隐者,无非自此心中来。宋翰林侍御世医戴克臣者,徽宗朝,名尧道。活幼宗师也,取信当时,有声朝野。心以传心,得其妙者,惟烝西高原刘茂先。茂先之心,其五世孙字直甫者名思道。又深得之,推其所得,随施辄效,亦可以见其用心矣。然昔贤之学固以心而传,而昔贤之心非书又无以衍其传,况自开庆以来,其书散漫,戴、刘二公之心传几不复见。予生二公之后,而欲默契乎二公之心,早岁师事直甫,于兹有年,面命心传,领会多矣。但念一宗医书方论待决,岁月寝远,卷帙不齐,设有危难,未易检阅。吁,得其心者敢不究其心哉!明窗昼熏,短檠夜雨,因就其遗书而精加编次。繁者删之,缺者补之,书非可用不敢录,方非已效弗敢收,脱亡遗漏,存十一于千百,上探三皇前哲之遗言,下探克臣、茂先之用心,实则吾心固有之理,旁求当代明医之论,亦姑为活幼之一助云耳,遂名其书曰《活幼心书》。"通过上述自序的学习,可以充分了解作者的良苦用心。

2.结合临床实践体验作者用心

本书是一部儿科临床医著,介绍了各种儿科常见病证。卷上决证诗赋,简要叙述了小儿形证的特点,为全书的总纲;卷中明本论,详细剖析了各种小儿病证的病因、病机、证候类型与治疗方药;卷下信效方,分类介绍了儿科常用的方剂230首。三部分内容前后呼应,环环相扣,形成了一个完整的体系。故学习本书,应全面掌握书中的内容,紧密结合临床实践,去体验曾氏的用心,在复杂的儿科病证中,学会用心诊察,用心治疗,乃不负曾氏的活幼之心。

田代华

2006 年 4 月

整理说明

《活幼心书》为元代儿科医家曾世荣编撰。

该书自元世祖至元三十一年（1294）雕版印刷后，曾有数次刊刻，但因社会动乱，原刻本全佚，其他版本亦较少流传，据《全国中医图书联合目录》载，现存版本只有5种：日本享保十九年（1734）刻本，日本元文二年（1737）刻本，清嘉庆十六年（1811）刻本（残卷），清宣统二年（1910）武昌医馆校刻本，以及《中国医学大成》1936年辑武昌本之重校本。新中国成立后有影印本，校注本。从国内现存版本来看，嘉庆残卷本缺卷上及卷中、卷下各一册；而《中国医学大成》本不仅内容完整，保存了武昌本的诸公序跋和翟凤翔、萧延平的校记，且在武昌本的基础上又进行了重校，错误较少。故本次整理，以《中国医学大成》本为底本，以嘉庆残卷本等为对校本，以本书所引各书为他校本。

对本书的整理，主要采取了以下方法：

1. 将原书繁体竖排改为简体横排，并以现代标点符号对原书进行重新句读。凡底本中代表前文的"右"字，按横排习惯一律改为"上"字；代表后文的

"左"字,一律改为"下"字。

2. 本书底本原无目录,今据正文标题析出重排。底本正文标题原无序号,今据嘉庆残卷本体例补入。

3. 底本书前原有曹炳章所撰"活幼心书提要"一篇,介绍本书内容及版本流传情况,多引自本书序跋,因今已另撰"内容提要",故予删除。

4. 底本于每卷之前原有"活幼心书"4字标题,下并有"元衡阳曾世荣德显编次"及"鄞县曹赤电炳章圈校"双行小字属名,系曹氏增入,今并删除。

5. 凡底本中因写刻致误的明显错字及俗写字,予以径改;凡底本与校本互异,若显系底本误脱衍倒者,予以改正;若难以判定是非,或两义均通者,则不改原文;若显系校本讹误者,亦不予处理。若底本与校本虽同,但原文仍属错误者,亦据理校予以改正。

6. 凡底本中的异体字和古今字,以通用字前后律齐,如煖与暖、眎与视、齩与咬、括楼与栝楼、瘉与愈、圆与丸等,均以后者律之。对底本中的部分通假字仍保持原貌,如已与以、假与借、见与现等。

7. 底本原有曹炳章对冷僻字随文所出的音注,有些因改简体字、通用字无需注音,有些已与今音不同,故并删之。

由于整理者水平所限,疏漏之处敬请斧正。

和 序

　　医家惟小儿科为尤难，盖自其能言而被病者，犹可以问而知之；而其未能言者，不可以问而知也。《史》言扁鹊入咸阳，为小儿医。然鹊之书多不传，其言有曰：望而知之谓之神，闻而知之谓之圣。鹊之术固不在于书欤！信斯言也，惟鹊为可也，夫医不可以无书也。太仓公乃亦以医者意耳，不肯为书。使仓公者常有于世焉，虽无书可也；如仓公之不常有，何哉？且吾闻学医者与学儒无异，儒者求圣贤之心法，以有圣贤之书存焉耳；医无其书，则轩岐之心法，泯焉而不传久矣，又何由而学之？故医书之浩衍，与儒书相埒，殆又过之，然板行于天下，人得而有之者，往往大方脉之书为多。彼为小儿者，每以专科自名，或私得一方，即祖父子孙相传，世享其利，他人万金不愿授也，其肯与天下后世公共之哉！育溪曾君用儒攻医，得戴、刘二家之传，自少至老，凡活人之幼者，枚数不知几何人。在证处方，皆超然众医之表。乃以得之师传者，广粹精核，为《活幼心书》。一编既成，不以私其家，将以公之天下后世，使为其术者，无学医废人之患；凡人之幼，皆有成人之望焉。厚哉！育溪之用心也。人孰无此心哉？皆能以育溪之心为心则善矣。虽然，书本陈言，心须活法，或徒泥其书而不善用，譬之兵家不知合变，胶柱而调瑟焉，吾未见其可也。昔临安李立之者，以小儿科擅名一时。有婴儿忽病喑，求治之。立之令人乘高扑之地下，以一衾盛之。儿不觉大惊，遂发声能言。问之，曰：此乳搐心也，非药所能疗。此活法之说也。因附著之。

泰定丁卯闰九月朔中议大夫前同知海北海南道宣慰使司事副都元帅和尼赤序

廉　序

　　育溪曾德显,儒家者流,明小方脉,幼幼之心,不啻父母仁人之用心也。余家有襁褓童子,感惊风疾,其父母者咸忧焉。德显乃不惮烦暑,随招随至,一视之曰:毋虑。遂用对证之药疗之,药未既而效已随之,诚可嘉尚。原其平昔用心之勤,集诸方之经验者,著以成帙,目之曰《活幼心书》。夫心者,虚灵善应,神妙不测,主宰一身,应酬万事者也。推广此心以及人及物,使颠连无告者为同胞,痒疴疾痛者为同体,乃刻诸梓,以广其传。非惟传之今,亦且传诸后,俾后人亦能推此心以及人及物,则活幼之心为无穷也,岂曰小补哉!

　　　　　　天历己巳八月廿又一日朝散大
　　　　夫同知衡州路总管府事廉公亮引

吴　序

　　人得天地生物之心以为心，则当视天地万物为一体，痒疴疾痛，举切吾身，仁者事也。先儒谓医家以手足痿痹为不仁，斯言善状仁字。盖手足痹，则气脉不相通，痛痒无所觉，心之生道息矣，乌得仁？况医家之于婴孩，语言未足辨，脉理未足凭，必能以心体之，然后可以察其痒痛、疴疾之所在，非有志于仁者，其能若是乎？粤西曾君德显，儒而为医，幼从乡先生李月山，固已得儒学于心授；长从世医刘氏，又能得医学于心传。精读医经，详味药性，参前辈之奥议，伸自己之独见。有求必应，不倦于贫。集其平时论证与方，名曰《活幼心书》，将与同志共之。夫作书以述其心之所用，而且克广其传，亦庶乎仁者之用心矣。尝观其书，则审证施剂，信有异乎人者。五苓散在诸家，止用之解伤寒、温湿、暑毒、霍乱，而德显于惊风、痰搐、疮疹等疾通四时而用之。前同知衡州府事胡省斋，因其子惊风得愈，问之曰：五苓散何以愈斯疾乎？德显曰：此剂内用茯苓，可以安此心之神；用泽泻导小便，小肠利而心气通；木得桂而枯，足能抑肝之气，而风自止,所以能疗惊风。施之他证,亦皆有说。省斋深然之。此其善用五苓散也。小儿惊风、搐搦,医者视为一病,辄以金石、脑、麝、蜈、蚕、蛇、蝎等剂投之,非徒无益,反激他证。德显则谓有因惊风而搐者,有因气郁而搐者。惊属心,风属肝,而郁于气者亦有搐,陈氏所谓"蓄气而成搐者"是也。但未著其方。余于惊风则随证施治,若气郁而搐者,则用宽气饮治之,只以枳壳、枳实为主。尝因患搐者仓卒求药,教服铺家枳壳散,而搐亦止,病者深感之,此又治搐之特见也。其他紧证,俱能究心,用药之奇,成效之速,有未易缕述者。寄寓予家将十年,二孙藉其调护,每识证于微渺,制疾于萌芽,其用心之溥,非特于吾辈为然。盖其笃志于仁,重义轻利,亦自读书中来,非可以庸俗例视也。读其方论,因叙数语于篇端。识者倘察予言,必有知其用心者。

元贞乙未上巳日前太学笃信齐进士吴刚中谨书

罗　序

　　吾乡月山李先生,博极群书,操行修洁,最谨于义利界限,媚学之子翩翩从之。其诲诸生也,不止于词艺而已,必勉以正心修身,俾之有士君子之行。德显曾君,从游者之一也,居无何,场屋之事废,于是以业儒者而业医焉。昔贤达则愿为良相,穷则愿为良医,其心均在济人耳,医岂细事哉? 而幼幼之医,尤不易也。盖气色微,筋骨脆,痒疴疾痛不可问而知。他人止于面色、指纹之间揣摩投剂,德显则切脉先之。倘证阳而脉阴,证阴而脉阳,必治脉不治证。精思详究,探本索原,药饵所施,百不失一。未尝以病家之贵贱贫富而异用其心,或遇窘乏太甚之家,亦随力捐赀,济其馐粥,以故全活者众。德显非饶于财者,能推是心,亦贤矣哉! 业医三十年,古今医书读之不辍。今取其平日阅证用药之已效者,著为方论,纂为诗歌,名之曰《活幼心书》。是心也,恒心也,恻隐之心也,心诚求之之心也,对越天地神明而无愧矣。且欲镌梓以为海内共之,用心广大可敬也。夫余尝观赵德麟《侯鲭录》,有人得痈疽方甚奇,宝而不传,后为虎所食,非天谴欤？德显心事若兹，天必福之，以诱世人之善用其心矣。德显，衡之烝西人，号育溪，名世荣，德显其字也。

丁未中秋邵清遗老七十翁罗宗之巨海甫谨序

自　序

　　闻之先儒曰:天向一中分造化,人于心上起经纶。大哉心乎!其万事之机括乎!前乎千百世而上,为天立心、生民立命者,此心也。后乎千百世而下,为往圣继绝学、来者续师传,亦此心也。是心也,以之活幼,即有恻隐之真,所谓乍见孺子将入于井,皆有怵惕恻隐者,无非自此心中来。宋翰林侍御世医戴克臣者,徽宗朝,名尧道。活幼宗师也,取信当时,有声朝野。心以传心,得其妙者,惟炁西高原刘茂先。名礿,自号固穷山叟。茂先之心,其五世孙字直甫者名思道。又深得之,推其所得,随施辄效,亦可以见其用心矣。然昔贤之学固以心而传,而昔贤之心非书又无以衍其传,况自开庆以来,其书散漫,戴、刘二公之心传几不复见。予生二公之后,而欲默契乎二公之心,早岁师事直甫,于兹有年,面命心传,领会多矣。但念一宗医书方论待决,岁月寖远,卷帙不齐,设有危难,未易检阅。吁,得其心者敢不究其心哉!明窗昼熏,短檠夜雨,因就其遗书而精加编次。繁者删之,缺者补之,书非可用不敢录,方非已效弗敢收,脱亡遗漏,存十一于

43

千百,上探三皇前哲之遗言,下探克臣、茂先之用心,实则吾心固有之理,旁求当代明医之论,亦姑为活幼之一助云耳,遂名其书曰《活幼心书》。书成,客或难予曰:医者意也,但观形切脉,以意逆志,是为得之,何必一切求诸书,而且以《心书》名之哉? 予曰:不然。予非有心于著述而求异于人也,不过推广刘氏数传之贞心,以求契夫戴氏之初心耳。朱文公有言:意者,心之所发也。书之所述,岂非心之流行发见者乎? 客唯而退,于是乎书。

至元甲午菊节衡阳后学曾世荣德显识

目录

卷上　决证诗赋 ··· 1

  观形气一 ·· 1

  及幼攻补二 ·· 2

  戒毁同道三 ·· 3

  为医先去贪嗔四 ·· 3

  辨证早决安危五 ·· 4

  五色主病六 ·· 4

  诊脉明证七 ·· 5

  议金银薄荷八 ··· 6

  胎寒九 ··· 7

  脏寒十 ··· 7

  胎热十一 ··· 7

  弄舌舒舌十二 ··· 8

  脐风十三 ··· 8

  脐突十四 ··· 8

  夜啼十五 ··· 8

  急惊十六 ··· 8

  天钓十七 ··· 8

  急惊后如疟十八 ·· 9

  慢惊十九 ··· 9

搐证二十 ……………………………………………… 9

诸风毒二十一 …………………………………………… 9

破血伤风二十二 ………………………………………… 9

伤积二十三 ……………………………………………… 10

惊积二十四 ……………………………………………… 10

诸热二十五 ……………………………………………… 10

吐泻二十六 ……………………………………………… 10

伤寒二十七 ……………………………………………… 10

伤风二十八 ……………………………………………… 10

夹惊伤寒二十九 ………………………………………… 11

夹食伤寒三十 …………………………………………… 11

下后伤风三十一 ………………………………………… 11

夹风伤寒三十二 ………………………………………… 11

风寒互证三十三 ………………………………………… 11

结胸伤寒三十四 ………………………………………… 12

痞似结胸三十五 ………………………………………… 12

坏证伤寒三十六 ………………………………………… 12

赤白痢三十七 …………………………………………… 12

五色痢三十八 …………………………………………… 12

风痢三十九 ……………………………………………… 12

肿证四十 ………………………………………………… 13

五疳四十一 ……………………………………………… 13

走马疳四十二 …………………………………………… 13

脱肛四十三 ……………………………………………… 13

痫证四十四 ……………………………………………… 13

疟证四十五 ……………………………………………… 14

癖证四十六 ……………………………………………… 14

诸疝四十七 ……………………………………………… 14

龟胸四十八 ·································14

惊丹四十九 ·································14

咳嗽五十 ···································14

龂齘五十一 ·································15

疮疹五十二 ·································15

豆疮传变五十三 ·····························15

斑疹五十四 ·································15

阴囊肿五十五 ·······························15

惊瘫鹤膝五十六 ·····························16

瘰疬五十七 ·································16

五淋五十八 ·································16

腹痛五十九 ·································16

丁奚六十 ···································16

哺露六十一 ·································16

口疮六十二 ·································17

诸疮六十三 ·································17

目疾六十四 ·································17

丹毒六十五 ·································17

重舌鹅口六十六 ·····························17

五软六十七 ·································18

天柱倒六十八 ·······························18

解颅六十九 ·································18

诸汗七十 ···································18

黄证七十一 ·································18

失血七十二 ·································18

不内外因七十三 ·····························19

小儿常安七十四 ·····························19

小儿专科赋七十五 ···························19

卷中　明本论····································22

胎寒一·······································22

胎热二·······································23

脐风撮口三···································24

夜啼四·······································25

急惊五·······································26

慢惊六·······································29

风毒七·······································30

伤积八·······································31

热证九·······································32

伤寒十·······································34

咳嗽十一·····································39

吐泻十二·····································41

诸吐十三·····································42

诸泻十四·····································44

赤白痢十五···································47

肿证十六·····································49

疳证十七·····································51

走马疳十八···································52

脱肛十九·····································53

痫证二十·····································54

疟疾二十一···································56

癖证二十二···································57

疝证二十三···································58

龟胸二十四···································59

惊丹二十五···································59

疮疹二十六斑毒附后·························60

阴囊肿二十七·································66

惊瘫鹤膝二十八 ……………………………… 67

瘰疬二十九 …………………………………… 68

五淋三十 ……………………………………… 68

腹痛三十一 …………………………………… 70

丁奚三十二 …………………………………… 72

口疮三十三 …………………………………… 73

诸疮三十四 …………………………………… 75

目疾三十五 …………………………………… 76

丹毒三十六 …………………………………… 78

重舌三十七 …………………………………… 78

五软三十八 …………………………………… 79

诸汗三十九 …………………………………… 81

黄证四十 ……………………………………… 82

失血四十一 …………………………………… 83

不内外因四十二 ……………………………… 84

小儿常安四十三 ……………………………… 85

拾遗 …………………………………………… 86

论小方脉数差殊一 …………………………… 86

辨药病不相主对二 …………………………… 86

治豆疮不应疏利三 …………………………… 87

评非时用附子大黄四 ………………………… 88

明小儿四证八候五 …………………………… 89

治暑风用药次序六 …………………………… 89

为医要量大见高七 …………………………… 90

遇诸途救治惊风八 …………………………… 91

卷下 信效方 …………………………………… 92

汤散门 ………………………………………… 92

汤类 ······92

日生汤一 ······92

牛蒡汤二 ······92

黄芩四物汤三 ······93

芪归汤四 ······93

枳实汤五 ······93

小柴胡汤六 ······93

防己汤七 ······94

防风汤八 ······94

知母汤九 ······94

白芍药汤十 ······95

茯苓厚朴汤十一 ······95

茯神汤十二 ······95

守中汤十三 ······96

泻肺汤十四 ······96

五和汤十五 ······96

养脏汤十六 ······96

贝母汤十七 ······97

固真汤十八 ······97

生地黄汤十九 ······97

姜橘汤二十 ······97

理中汤二十一 ······98

桂枝汤二十二 ······98

麻黄汤二十三 ······98

独活汤二十四 ······98

五黄汤二十五 ······99

化毒汤二十六 ······99

青木香汤二十七 ······99

排风汤二十八 ……………………100

中和汤二十九 ……………………100

人参甘桔汤三十 …………………101

人参芎归汤三十一 ………………101

五拗汤三十二 ……………………101

六和汤三十三 ……………………102

黄芪六一汤三十四 ………………102

真武汤三十五 ……………………102

牡蛎大黄汤三十六 ………………102

坎离汤三十七 ……………………103

清脾汤三十八 ……………………103

麦门冬汤三十九 …………………103

化丹汤四十 ………………………104

茴香汤四十一 ……………………104

大柴胡汤四十二 …………………104

快膈汤四十三 ……………………104

升麻汤四十四 ……………………105

小陷胸汤四十五 …………………105

散类 ………………………………105

百解散一 …………………………105

五苓散二 …………………………105

当归散三 …………………………106

三解散四 …………………………106

匀气散五 …………………………107

雄黄散六 …………………………107

惺惺散七 …………………………107

木通散八 …………………………107

乌梅散九 …………………………108

黄金散十···108

平胃散十一···108

七宝散十二···109

三棱散十三···109

立消散十四···110

天竺黄散十五···110

连床散十六···110

川草散十七···111

柿煎散十八···111

拂毒散十九···111

金铃散二十···112

消黄散二十一···112

疏风散二十二···112

陈氏木香散二十三···112

陈氏异功散二十四···113

羌活散二十五···113

香薷散二十六···113

泻黄散二十七···114

调元散二十八···114

醒脾散二十九···115

醍醐散三十···115

二圣散三十一···115

补肺散三十二···116

安神散三十三···116

烧盐散三十四···116

绿袍散三十五···117

益黄散三十六···117

解表散三十七···117

参苓白术散三十八 ………………………………… 117

守胃散三十九 ……………………………………… 118

南星腹皮散四十 …………………………………… 118

导赤散四十一 ……………………………………… 119

钱氏白术散四十二 ………………………………… 119

和中散四十三 ……………………………………… 119

糖煎散四十四 ……………………………………… 119

六柱散四十五 ……………………………………… 120

九仙散四十六 ……………………………………… 120

草龙胆散四十七 …………………………………… 120

金波散四十八 ……………………………………… 121

内金散四十九 ……………………………………… 121

霹雳散五十 ………………………………………… 121

顺搐散五十一 ……………………………………… 122

外消散五十二 ……………………………………… 122

活血散五十三 ……………………………………… 122

桃花散五十四 ……………………………………… 122

三白散五十五 ……………………………………… 123

麝香人齿散五十六 ………………………………… 123

四黄散五十七 ……………………………………… 123

薄荷散五十八 ……………………………………… 124

槲皮散五十九 ……………………………………… 124

白及散六十 ………………………………………… 124

二香散六十一 ……………………………………… 124

万金散六十二 ……………………………………… 124

神效散六十三 ……………………………………… 125

赤葛散六十四 ……………………………………… 125

四圣散六十五 ……………………………………… 125

天花散六十六 ……………………………… 125

蟠龙散六十七 ……………………………… 126

伏龙肝散六十八 …………………………… 126

益元散六十九 ……………………………… 126

祛风散七十 ………………………………… 126

全蝎观音散七十一 ………………………… 127

备急散七十二 ……………………………… 127

黄土散七十三 ……………………………… 127

回阳散七十四 ……………………………… 127

密陀僧散七十五 …………………………… 128

丸膏门 ……………………………………………… 128

丸类 ………………………………………………… 128

琥珀抱龙丸一 ……………………………… 128

镇惊丸二 …………………………………… 130

乌犀丸三 …………………………………… 130

香莒丸四 …………………………………… 131

香连丸五 …………………………………… 131

化癖丸六 …………………………………… 132

芦荟丸七 …………………………………… 132

使君子丸八 ………………………………… 133

补肾地黄丸九 ……………………………… 133

宽肠丸十 …………………………………… 133

香陆胃苓丸十一 …………………………… 134

二姜丸十二 ………………………………… 134

没石子丸十三 ……………………………… 134

半夏丸十四 ………………………………… 135

六圣丸十五 ………………………………… 135

内消丸十六 ………………………………… 136

截惊丸十七·····136

散气丸十八·····136

金粟丸十九·····137

万应丸二十·····137

金茱丸二十一·····138

二圣丸二十二·····138

商陆丸二十三·····138

枳壳丸二十四·····138

浚川丸二十五·····139

三圣丸二十六·····139

莪术丸二十七·····140

豆蔻丸二十八·····140

碧玉丸二十九·····140

快活丸三十·····141

沉香槟榔丸三十一·····141

膏类·····142

朱砂膏一·····142

如意膏二·····142

地黄膏三·····143

乌梅膏四·····143

乌附膏五·····144

乌豉膏六·····144

辟尘膏七·····144

蓖麻膏八·····144

钩藤膏九·····145

黄连膏十·····145

益中膏十一·····145

玄霜膏十二·····146

清凉膏十三⋯⋯⋯⋯⋯⋯⋯⋯⋯⋯⋯⋯146

祛风膏十四⋯⋯⋯⋯⋯⋯⋯⋯⋯⋯146

千金膏十五⋯⋯⋯⋯⋯⋯⋯⋯⋯⋯147

丹饮门⋯⋯⋯⋯⋯⋯⋯⋯⋯⋯⋯⋯⋯⋯⋯147

丹类⋯⋯⋯⋯⋯⋯⋯⋯⋯⋯⋯⋯⋯⋯⋯147

水晶丹一⋯⋯⋯⋯⋯⋯⋯⋯⋯⋯⋯147

不惊丹二⋯⋯⋯⋯⋯⋯⋯⋯⋯⋯⋯148

鹤顶丹三⋯⋯⋯⋯⋯⋯⋯⋯⋯⋯⋯148

黑虎丹四⋯⋯⋯⋯⋯⋯⋯⋯⋯⋯⋯149

却暑丹五⋯⋯⋯⋯⋯⋯⋯⋯⋯⋯⋯149

四神丹六⋯⋯⋯⋯⋯⋯⋯⋯⋯⋯⋯149

祛疟丹七⋯⋯⋯⋯⋯⋯⋯⋯⋯⋯⋯150

饮类⋯⋯⋯⋯⋯⋯⋯⋯⋯⋯⋯⋯⋯⋯⋯150

百伤饮一⋯⋯⋯⋯⋯⋯⋯⋯⋯⋯⋯150

速效饮二⋯⋯⋯⋯⋯⋯⋯⋯⋯⋯⋯151

柴胡饮三⋯⋯⋯⋯⋯⋯⋯⋯⋯⋯⋯151

四顺饮四⋯⋯⋯⋯⋯⋯⋯⋯⋯⋯⋯151

清肺饮五⋯⋯⋯⋯⋯⋯⋯⋯⋯⋯⋯151

冲和饮六⋯⋯⋯⋯⋯⋯⋯⋯⋯⋯⋯152

明目饮七⋯⋯⋯⋯⋯⋯⋯⋯⋯⋯⋯152

玉露饮八⋯⋯⋯⋯⋯⋯⋯⋯⋯⋯⋯153

宽气饮九⋯⋯⋯⋯⋯⋯⋯⋯⋯⋯⋯153

绿豆饮十⋯⋯⋯⋯⋯⋯⋯⋯⋯⋯⋯153

宽热饮十一⋯⋯⋯⋯⋯⋯⋯⋯⋯154

赤苍饮十二⋯⋯⋯⋯⋯⋯⋯⋯⋯154

化虫饮十三⋯⋯⋯⋯⋯⋯⋯⋯⋯154

玄参饮十四⋯⋯⋯⋯⋯⋯⋯⋯⋯155

参香饮十五⋯⋯⋯⋯⋯⋯⋯⋯⋯155

健脾饮十六⋯⋯⋯⋯⋯⋯⋯⋯⋯⋯⋯⋯⋯⋯⋯155

五皮饮十七⋯⋯⋯⋯⋯⋯⋯⋯⋯⋯⋯⋯⋯⋯⋯156

立效饮十八⋯⋯⋯⋯⋯⋯⋯⋯⋯⋯⋯⋯⋯⋯⋯156

沉香饮十九⋯⋯⋯⋯⋯⋯⋯⋯⋯⋯⋯⋯⋯⋯⋯156

拔毒饮二十⋯⋯⋯⋯⋯⋯⋯⋯⋯⋯⋯⋯⋯⋯⋯157

藿香饮二十一⋯⋯⋯⋯⋯⋯⋯⋯⋯⋯⋯⋯⋯⋯157

参苏饮二十二⋯⋯⋯⋯⋯⋯⋯⋯⋯⋯⋯⋯⋯⋯157

紫草茸饮二十三⋯⋯⋯⋯⋯⋯⋯⋯⋯⋯⋯⋯⋯158

天麻饮二十四⋯⋯⋯⋯⋯⋯⋯⋯⋯⋯⋯⋯⋯⋯158

黑白饮二十五⋯⋯⋯⋯⋯⋯⋯⋯⋯⋯⋯⋯⋯⋯158

白附饮二十六⋯⋯⋯⋯⋯⋯⋯⋯⋯⋯⋯⋯⋯⋯158

二仙饮二十七⋯⋯⋯⋯⋯⋯⋯⋯⋯⋯⋯⋯⋯⋯159

双金饮二十八⋯⋯⋯⋯⋯⋯⋯⋯⋯⋯⋯⋯⋯⋯159

大顺饮二十九⋯⋯⋯⋯⋯⋯⋯⋯⋯⋯⋯⋯⋯⋯159

快斑饮三十⋯⋯⋯⋯⋯⋯⋯⋯⋯⋯⋯⋯⋯⋯⋯160

消暑清心饮三十一⋯⋯⋯⋯⋯⋯⋯⋯⋯⋯⋯⋯160

定喘饮三十二⋯⋯⋯⋯⋯⋯⋯⋯⋯⋯⋯⋯⋯⋯160

常山饮三十三⋯⋯⋯⋯⋯⋯⋯⋯⋯⋯⋯⋯⋯⋯161

消毒饮三十四⋯⋯⋯⋯⋯⋯⋯⋯⋯⋯⋯⋯⋯⋯161

缩砂饮三十五⋯⋯⋯⋯⋯⋯⋯⋯⋯⋯⋯⋯⋯⋯161

定吐饮三十六⋯⋯⋯⋯⋯⋯⋯⋯⋯⋯⋯⋯⋯⋯161

万安饮三十七⋯⋯⋯⋯⋯⋯⋯⋯⋯⋯⋯⋯⋯⋯162

金饼门⋯⋯⋯⋯⋯⋯⋯⋯⋯⋯⋯⋯⋯⋯⋯⋯⋯⋯162

金类⋯⋯⋯⋯⋯⋯⋯⋯⋯⋯⋯⋯⋯⋯⋯⋯⋯⋯⋯162

一字金一⋯⋯⋯⋯⋯⋯⋯⋯⋯⋯⋯⋯⋯⋯⋯162

一匕金二⋯⋯⋯⋯⋯⋯⋯⋯⋯⋯⋯⋯⋯⋯⋯163

一抹金三⋯⋯⋯⋯⋯⋯⋯⋯⋯⋯⋯⋯⋯⋯⋯163

饼类⋯⋯⋯⋯⋯⋯⋯⋯⋯⋯⋯⋯⋯⋯⋯⋯⋯⋯⋯163

香橘饼一 ···163

通圣饼二 ···164

姜豉饼三 ···164

拾遗 ···165

香艾丸一 ···165

乌白丸二 ···165

既济解毒丹三 ···165

轻粉散四 ···166

独圣散五 ···166

藿香托里散六 ···166

拔毒散七 ···167

神应散八 ···167

凉肺散九 ···168

玄明粉十 ···168

必胜散十一 ···169

远彻膏十二 ···169

至圣散十三 ···169

八仙饮十四 ···170

跋一 ···171

跋二 ···172

《活幼心书》校记 ···································173

方剂索引 ···178

卷上 决证诗赋

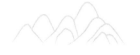

观形气一

观形观气要精通，禀受元来自不同；

细察盈亏明部分，随机用药见奇功。

形者，面色也。气者，神气也。张吉夫云：小儿证候不可取之一端，在表里相应，随机消息，岂胶柱调瑟者所能观其形而知其证哉！信斯言也。况小儿虚实，有非系乎肥瘦，而系乎气色。何以言之？盖有肥而气怯，瘦而气壮，气怯则色必嫩，其为虚可知矣；气壮则色必盛，其为实可知矣。由是论之，五脏之气皆形于面部，肝青、心赤、肺白、肾黑、脾黄，是其本体。肝旺于春、心旺于夏、肺旺于秋、肾旺于冬，各七十二日，脾寄旺于四季后一十八日，是其本位。然有时乎不春不冬而面变青黑者，非肝之与肾也；不秋不夏而面变赤白者，亦非心之与肺也。盖五脏之气，层见叠出，随证流形，初无一定。忽然青黑主乎痛，忽然赤者主乎热，忽然白者主乎冷，忽然黄者主乎积。此其气之开阖非系乎时，非拘乎位。又如心主额，肝主眼并左脸，脾主唇之上下，肺主右脸，肾主耳前颊外。其形或见于位，或露于他部，所谓不可取之一端明其义也。且脾主唇之上下，为吐泻，或患痢日久；然其色黑则肾之乘脾，水反克土，名为强胜，其脏或败耳。肝主眼并左脸，其色青，本色也，主惊骇风痰发动，是为顺证；若见白色，乃肺之克肝，即为逆证。以此推考，变而通之，存乎其人。学者留心于此，诚有用焉。

及幼攻补二

察病必须明表里，更详虚实在初分；

恶攻喜补人皆信，谁识攻中有补存。

张子和曰：人身不过表里，血气不过虚实。此言其大略耳。惟庸工之治病，纯补其虚，不敢治其实，举世皆曰平稳，误人不见其迹，渠亦不自省其过，虽终老而不悔。且曰：吾用补药也，何罪焉？病人亦曰：彼以补药补我，彼何罪焉？虽死亦不知觉。此庸工误人最深，如鲧湮洪水，不知五行之道。夫补者人所喜，攻者人所恶。医者以其逆病人之心而不见用，不若顺病人之心而获利也，岂复计病者之死生乎？盖医有贤愚，人多谬误，以贤为非，以愚为是，不明标本，妄投药饵，自取危困，徒切感慨。所谓攻者，万病先须发散外邪，表之义也。外邪既去，而元气自复，即攻中有补存焉，里之义也。然察其表里虚实，尤在临机权变，毋执一定之规也。

戒毁同道三

大抵行医片言处,深思浅发要安详;

更兼忠厚斯为美,切戒逢人恃己长。

郑端友曰:医门一业,慈爱为先,尝存救治之心,方集古贤之行。近世医者,诊察诸疾,未言理疗,訾毁前医,不量病有浅深,效有迟速,亦有阴虚阳实,翕合转移,初无定论,惟务妒贤嫉能,利己害人,惊谵病家,意图厚赂,尤见不仁之心甚矣。昔神宗时,钱仲阳为医有声,皇子仪国公病瘈疭,国医莫能治。长公主朝,因言钱乙起草野,有异能,立召入,进黄土汤而愈。神宗褒谕,问土何以愈斯疾状。乙对曰:以土胜水,木得其平,则风自止。且诸医所治垂愈,小臣适当其愈。上悦其对,擢太医丞,赐紫衣金鱼。一旦超然众医之表,岂不贵哉!学者能以仲阳之心为心,则善矣。

为医先去贪嗔四

为医先要去贪嗔,用药但凭真实心;

富不过求贫不倦,神明所在俨如临。

人有恒心,践履端谨,始可与言医道矣。凡有请召,不以昼夜寒暑,远近亲疏,富贵贫贱,闻命即赴。视彼之疾,举切吾身,药必用真,财无过望,推诚拯救,勿惮其劳,冥冥之中,自有神佑。如临汝张彦明为医,未尝以钱为较,应有求医,期于必效。一日城中火灾,周回燕尽,烟焰中独存其居,后且子孙荣贵。以此见天道有阴扶显助之灵,诚为可敬。

辨证早决安危五

色脉参详贵造微,早凭疾证决安危;

时医怕触病家讳,病稍差池便怨咨。

为医固难,及幼尤难。故医者诊视小儿之证,倘色脉精明,则死生可判。若以恐触病家之讳,犹豫其说,不吐真情,稍有差池,必招其怨。与其受怨于后,孰若告之于先?纵有危难,夫复何怨?昔扁鹊见桓侯曰:疾在腠理,不治将深。桓侯不信。复见曰:疾在骨髓,虽司命无如之何。后果弗起。学者于此,触类究心,斯有得于扁鹊之妙旨。

五色主病六

积黄青则是惊风,热赤伤寒紫淡红,

黑痛白为虚冷嗽,更须随部用神工。

望闻问切,医者先之。凡看病形指纹,听声察色,其病图,载方册。皮有薄厚,但周时外婴孩,多在怀抱,手无垢腻,则指白皮嫩,其纹显而易见。至三五岁者,常贪戏耍,手弄泥水,则指粗皮厚,其纹隐而难辨,参诸面部，是为捷要。有紫黑而纹粗，或叫怒而容变，则仓卒难定，必须听声。有中风而迷闷，或久患而昏沉，语迟失音，口疮咽痛，尤非闻而知之所能尽，问证一节，最为的当。然幼幼方脉，谓之哑科，纵稍长成，语不足信，有饱曰饥，痒曰痛，如是类者，屡尝试之，每究心及此。初在父母审其得患之由，而告医者参详，则易于调治。多有病家不肯自言其致疾之始末，而一听医者之揣摩。由是观之，问亦难矣，必须诊脉以决诸证。然南北禀赋不同，施治之法，亦当随其虚实冷热用药可也。若夫造妙工夫，初无其他，《大学》所谓若保赤子，心诚求之。专是业者，倘不尽此心之诚，何以察不言之疾乎？

诊脉明证七

小儿脉应二周前，一指分关寸尺全；

六至号为无病子，不和气主按如弦；

浮洪风热数惊候，虚冷沉迟实积坚；

指滞脾经时缓应，过犹不及乱难痊。

叔和《脉经》曰：孩儿三岁至五岁，呼吸须将八至看。乃以八至为平。及观张氏《脉诀》云：小儿常脉，只多大人二至为平。予尝指下审之，果一息六至为平。若七至、八至乃是数脉，主发热作惊。由此而论，则脉之微妙,不可不察,学者当审而切之,庶无错误。凡把幼稚之脉,仅二三岁者,但以一指揣按关部,侧指于关前取寸口,侧指于关后取尺泽。至四五岁余,却密下三指,按三部明标本、察病证,然后可以克进退、决安危。盖周岁以前,气血未完,脉难依据;周岁以后,气血和平,始可诊脉。二岁以前,只依一指按关部取法为率。若弦紧主气不和,先与顺之,然后调中快气;浮洪主风热,先与解之,然后疏风除热;急数主受惊,先与发散,然后镇心退惊;沉迟主虚冷,先与温之,然后理虚去寒;实滑主伤积,先与表之,然后疏涤积聚;沉缓主宿冷滞脾,钱氏《脉诀》云:沉缓为积。此又因宿冷积滞于脾,则脾气弱而不能磨化谷食,遂成积也,先与和解,然后去积温脾。已上脉病,皆宜对证调治。有传作乖异,尤在临机应变,不可执一,所谓医者意也,其有旨哉。若一息十余至为危急,谓之太过;一息仅二至为虚极,谓之不及;大小不同为恶候,谓之乱。皆难治也。若年至十二三以上,又当参诸大方脉,以明得病之由,因其所制之方以为治,斯不误矣。

议金银薄荷八

薄荷汤内用金银,多为讹传误后人;

细读明医何氏论,于中载述得其真。

古方所载金银薄荷为汤,使后人之医者,遂薄荷之外,加以金环、银环同煎,殊欠讲明。夫环者,乃妇人常带之物,垢腻浸渍,用以煎煮,其味杂乎药内,大非所宜,切须戒此。昔明医何澄论金银薄荷,乃金钱薄荷,即今之家园薄荷叶小者,是其叶似金钱花叶,名曰金钱薄荷。此理甚明,非所谓再加金银同煎。大概钱字与银字相近,故讹以传讹,是亦鲁鱼亥豕之类也。

胎寒九

先后数诗虽曰繁杂,诚为学者识证提纲。

孩儿百日胎寒候,足曲难伸两手卷,
口冷腹膨身战栗,昼啼不已夜嘶嘶。

脏寒十

手兼足冷面微青,腹痛肠鸣泄泻频,
盖为生时感寒湿,夜多啼切日常轻。

胎热十一

三朝旬外月间儿,目闭胞浮证可推,
常作呻吟烦躁起,此为胎热定无疑。

弄舌舒舌十二

弄舌微微露即收，得于病后最难廖；
出长收缓名舒舌，热在心脾不用忧。

脐风十三

风邪早受入脐中，七日之间验吉凶，
若见腹疼脐凸起，恶声口撮是为风。

脐突十四

婴孩生下旬余日，脐突光浮非大疾，
秽水停中明所因，徐徐用药令消释。

夜啼十五

夜啼四证惊为一，无泪见灯心热烦，
面莹夹青脐下痛，睡中顿哭是神干。

急惊十六

面红卒中浑身热，唇黑牙关气如绝，
目翻搐搦喉有痰，此是急惊容易决。

天钓十七

天钓元因积热深，涎潮心络又多惊，

双眸翻上唇焦燥，呵欠频频疾便生。

急惊后如疟十八

急惊之后传如疟，外感风邪为气虚，
略表次和脾与胃，自然寒热得消除。

慢惊十九

阴盛阳虚病已深，吐余泻后睡扬睛，
神昏搐缓涎流甚，此证分明是慢惊。

搐证二十

搐证虽分急慢惊，亦因气郁致昏沉，
良医欲治宜宽气，气顺之时搐自停。

诸风毒二十一

诸风夹热隐皮肤，凝结难为陡顿除，
项颊肿须护喉舌，内疏风热外宜涂。

破血伤风二十二

跌扑皮肤因破损，外风侵袭在伤痕，
随时发肿微加痛，活血疏风是要言。

伤积二十三

头疼身热腹微胀，足冷神昏只爱眠，

因食所伤脾气弱，下宜迟缓表宜先。

惊积二十四

大府无时泄下青，见人啾唧似生嗔，

解惊去积宜施剂，立致精神起卧宁。

诸热二十五

诸热元初各有因，对时发者是潮名，

乍来乍止为虚证，晚作无寒属骨蒸。

吐泻二十六

脾虚胃弱病根源，水谷如何运化行？

清浊相干成吐泻，久传虚渴便风生。

伤寒二十七

伤寒之候有多般，一概推详便究难，

面目俱红时喷嚏，气粗身热是伤寒。

伤风二十八

恶风发热头应痛，两颊微红鼻涕多，

汗出遍身兼咳嗽,此伤风证易调和。

夹惊伤寒二十九

身微有热生烦躁,睡不安兮神不清,
此是夹惊感寒证,亦须先表次宁心。

夹食伤寒三十

鼻涕头疼时吐逆,面黄红白变不一,
此因夹食又伤寒,发表有功方下积。

下后伤风三十一

表而未尽遽宣通,通后从而喘气攻,
此是阳微阴弱证,肺经再受有邪风。

夹风伤寒三十二

孩子伤寒又夹风,目多眵泪脸腮红,
太阳冷汗微生喘,口水如涎滴满胸。

风寒互证三十三

风寒双中汗难通,重下雄黄散是功,
得汗来时犹可治,莫教不汗变张弓。

结胸伤寒三十四

大结胸兮小结胸，水兼寒热不雷同，
阳经下早留为毒，用药无非直达攻。

痞似结胸三十五

证同前证应无痛，病在阴经下早虚，
邪毒结留心下满，此名痞气膈中居。

坏证伤寒三十六

此病初传不识机，致令汗下失其宜，
邪乘虚入伤荣卫，知犯何经急疗之。

赤白痢三十七

小儿下痢细寻推，不独成于积所为，
冷热数般虽各异，宽肠调胃在明医。

五色痢三十八

痢成五色岂堪闻，日久传来神气昏，
干痛烦啼为最苦，更防儿小命难存。

风痢三十九

风毒乘脾黄褐色，看来其痢与惊同，

但闻不臭斯为异，独泻脾经自有功。

肿证四十

古今议肿是脾虚，大抵多从湿热为，
十种根因各调治，详分补泻在临机。

五疳四十一

五疳五脏五般看，治法详推事不难，
若见面黄肌肉瘦，齿焦发竖即为疳。

走马疳四十二

伤寒热毒上熏蒸，面色光浮气喘生，
口臭齿焦腮有穴，马疳如此是真形。

脱肛四十三

肛门出露久难收，再感风伤事可忧，
况自先传脾胃弱，更详冷热易为瘳。

痫证四十四

惊传三搐后成痫，嚼沫牙关目上翻，
明辨阴阳参色脉，不拘轻重总风痰。

疟证四十五

夏伤于暑秋成疟,间日连朝不少差,
解表去邪须次第,再宜养胃固脾家。

癖证四十六

癖因积久成顽结,男左女右居腹胁,
俗云龟痨不须听,化癖调脾自安帖。

诸疝四十七

诸疝元来各有名,盖因寒湿气侵成,
治分芍药乌梅散,匀气金铃与五苓。

龟胸四十八

无端唇口忽然红,心肺因痰饮聚中,
风热乘之加喘急,形如覆掌号龟胸。

惊丹四十九

儿在胎时母受惊,惊传邪热子伤神,
忽然赤片微微起,凉解肌肤始见宁。

咳嗽五十

咳嗽虽然分冷热,连声因肺感风寒,

眼浮痰盛喉中响, 戏水多因汗未干。

齁䶎五十一

孩儿齁䶎为啼时, 食以酸咸又乳之,
或自肺经伤水湿, 风痰结聚早为医。

疮疹五十二

毒停在胃布诸经, 运气变迁疮疹生,
面口唇红兼嗽渴, 腹疼中指冷分明。

豆疮传变五十三

黑陷疮枯嗽失音, 泻兼渴甚吐无停,
身凉食减多沉困, 更有痰多命必倾。

斑疹五十四

斑证总言因胃热, 赤生黑死分明别,
忽如锦片出肌肤, 温毒发时从两胁。

阴囊肿五十五

厥阴少阴寒激搏, 致令肿缩宜温药,
光浮不痛作虚医, 赤肿须凭凉剂却。

惊瘫鹤膝五十六

风湿流传骨节间，痛兼心悸是惊瘫，
若于腕胫多疼重，凝结成团鹤膝看。

瘰疬五十七

初发原于耳项旁，证轻多谓是无妨，
因循作肿成脓后，穿破名为瘰疬疮。

五淋五十八

淋病虽然分五种，要明各类在详看，
曰膏曰冷同其证，血石均为热一般。

腹痛五十九

大凡腹痛初非一，不特癥瘕与痃癖，
分条析类证多端，看取论中最详悉。

丁奚六十

久积成疳因失治，肚高颈细变丁奚，
更兼手足如筒样，面白身黄汗不时。

哺露六十一

积传疳后曰丁奚，哺露因而又得之，

腹大青筋虫满肚,吐频泻数急调脾。

口疮六十二

心脾胃热蒸于上,舌白牙根肉腐伤,
口角承浆分两处,有疮虽异治同方。

诸疮六十三

满头及额生如癞,但用连床得安瘥,
遍身糜溃更多烦,一抹金涂无不快。

目疾六十四

生下经旬目见红,盖因胎受热兼风,
凉肝心药斯为妙,疝气豆疮宜别攻。

丹毒六十五

小儿气弱肌肤薄,热毒乘虚来发作,
急须化毒与消风,毒散风消始安乐。

重舌鹅口六十六

孩儿胎受诸邪热,热壅三焦作重舌,
或成鹅口证堪忧,用药更须针刺裂。

五软六十七

禀赋元虚髓不充,六淫之气易来攻,
头兼手足身羸弱,此证名为五软同。

天柱倒六十八

忽然天柱倒何如,此病皆因肝肾虚,
外有风邪容易袭,故传项软不相随。

解颅六十九

头颅初见如开解,肾弱元虚大可忧,
补肾调元是良药,投之不应定难瘳。

诸汗七十

小儿自汗证多端,切莫将为一例看,
要识阴阳虚实病,勤勤调理自然安。

黄证七十一

身黄暑湿蒸脾得,内外因分治最良;
更有胎传生便见,母宜多服地黄汤。

失血七十二

九道何为血妄行,盖因抑郁热邪生,

随经施治明虚实，气顺如常血自匀。

不内外因七十三

人身一或才伤损，重则宜其血亦多，

不内外因然有自，各分证治在专科。

小儿常安七十四

四时欲得小儿安，常要一分饥与寒，

但愿人皆依此法，自然诸疾不相干。

上前诗诀，言虽鄙俚，所贵平易能记者，得之于心，应之于手，何施不可？参诸后论，尤见详备。此特为初学之勉，非敢立异于人也。

小儿专科赋七十五

以小儿专科要识形证为韵，即前场屋中应举八韵赋式。

细辨诸证，难明小儿，惟造理以达此，于专科而见之。伤风清涕交流，初传在肺；夹食黄纹必见，是属居脾。原夫七日之内，脐痛乃多；百晬之外，骨蒸者少。惟惊疳积热，半在攻里；故暑湿风寒，先宜发表。总谓十三科目，各贵精专；不拘长幼儿童，均称是小。观其得病婴孺，要参脉形；虽痛痒难通于一问，然重轻明察于诸经。暴感邪气，腮颊微紫；久因客忤，山根太清；勿问儿小，但凭药灵。肾有证攻，黑色多浮于地阁；心为邪克，赤纹独露于天庭。兹盖脉病证治，审察要详；襁褓婴孩，变更莫测。凡有疾苦，全凭见识，非业擅一门，何以取效？苟医不三世，徒然用力，难同初学之妄议，贵在专科之定式。心肝恬淡，自然毋染于时灾；脾胃和平，戒以勿餐于夜食。请言夫医通仙道，溥以生意，家传秘方，及诸幼年。参天地之化育，无息少间，免父母之忧怀，有惊即痊。虽用药圣，亦由业专。然而见鱼口兮，气弱殊甚；闻雅声兮，命倾必然。既危吐露以真实，安有怨咎而妄传。表用疏通，细述戴君之语；脏明补泻，载稽钱氏之篇。业专者何？精义无二，全活孩提，博学有诸，在明机要。是知小脉科兮，尝喜一药多效；大方科兮，固有十形三疗。盖进以乳食，务要撙节；而远之鼓乐，免生惊叫。调和自小以无恙，长大何忧于不肖。春融一念，普推活幼之诚；日究千方，庶尽及人之妙。然尝论形质始具，夙有灵性；语言未通，是为哑科。非圆机之士，焉察彼证？必精制之剂，能除宿疴。有信巫不用医，适以谬甚；有是方不重药，尤其误矣。此病家自取过耳，于医者殊无奈何。术显咸阳扁鹊，全婴而有验；脉明晋代叔和，及幼以无讹。抑又闻眺白虚盛，神气常昏；紫黑实多，声音益胜。阳证似阴，脉按细紧；阴证似阳，脉来缓应。然《大学》所谓若保赤子，心诚求之。此又在究心而观证。

尝谓为医不易，而幼幼之科尤不易也。

黄帝曰：若吾不能察其幼小。虽圣人犹难之，况后学乎？余虽不才，漫成前赋，以便学者观形切脉之要，临病之际，非特少资谈柄，亦可以发挥神圣工巧之妙，岂不韪欤？其或未然，后之明者，改而证诸，幸莫大焉。

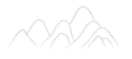

卷中　明本论

胎寒一

孩儿初生百日内，觉口冷腹痛，身起寒粟，时发战栗，曲足握拳，昼夜啼哭不已，或口噤不开，名曰胎寒。其证在胎时，母因腹痛而致。《产经》云：胎寒多腹痛。亦有产妇喜啖甘肥、生冷时果，皆致胎寒；或胎前外感风寒暑湿，治以凉药，内伤胎气，则孩儿生后昏昏多睡，间或呃乳泻白。若不早治，必成慢惊慢脾。凡有此候，宜以冲和饮、当归散合和，水煨姜煎服，使之微泄；泄行，进匀气散调补，泄止气匀，神安痛定，手足舒伸；次用参苓白术散以养胃气，白芍药汤去其寒湿。乳母宜节生冷饮食。庶渐瘥也。

又有手足稍冷，唇面微青，额上汗出，不愿乳饮，至夜多啼，颇似前证，但无口冷寒战，名曰脏寒。其疾夜重日轻，腹痛肠鸣，泄泻青水，间有不泻者。此证亦在百日内有之，皆因临产在地，稍及冷气侵逼，或以凉水参汤洗儿，或断脐带短，而又结缚不紧，为寒气所伤。如此宜以白芍药汤及冲和饮，加盐炒茴香、茱萸，水姜煎投，并乳母同服。

胎热二

婴儿生下三朝旬月之间，目闭而赤，眼胞浮肿，常作呻吟，或啼叫不已，时复惊烦，遍体壮热，小便黄色。此因在胎，母受时气邪毒，或外感风热，误服汤剂，或食五辛姜面过多，致令热蕴于内，熏蒸胎气，生下故有此证，名曰胎热，所谓胎热即多惊。若经久不治，则鹅口、重舌、木舌、赤紫丹瘤，自此而生。先以木通散煎与母服，使入于乳，儿饮之，通心气，解烦热；然后以四圣散温洗两目，目开，进地黄膏、天竺黄散及牛蒡汤。当归散亦令母服，使从乳过，是一助也。乳母宜忌鸡、酒、羊、面，庶得易安，不致反复。

又有一证如前证，元无大病，而遽然弄舌者，但身热而四肢冷，唇青色，此脾胃不和所致，宜服守胃散自愈。

有弄舌出于大病后，舌略出不长，一动即收，此是恶候，以钱氏白术散治之。不愈，将传危急。

舒舌者，此脱着衣服不常，外感风热，入于心脾。盖脾之脉络系于舌，故时复舒卷，出长收缓，或渴或不渴，谓之舒舌。宜泻心脾经之热，用泻黄散加黄芩，水煎服。但不可以大寒之剂攻之，热退则寒起，传作他证，切宜谨之。

脐风撮口三

婴孩始生,一七之内,腹肚胀硬,脐畔四围浮肿,口撮牙关不开,攒眉而叫,名脐风证。乃因剪脐带短,或结缚不紧,致外风侵入脐中,或用铁器断脐,为冷所侵,或牵动脐带,水入生疮,客风乘虚而入,传之于心,蕴蓄其邪,复传脾络,致舌强唇青,手足微搐,口噤不能进乳,啼声似哑,喉中痰涎潮响,是其候也。此证多致不救。若一七之外,先投劫风膏;次以五苓散加宽气饮,入姜汁、葱白,灯心煎汤调服,与解风痰;及用一字金煎荆芥汤或薄荷汤,调抹口内,证轻即快。

如禀赋充实,发热有痰,惊搐,投黑白饮、温蜜汤,空心调下;微泄似茶褐色二三行,进白芍药汤,水姜枣煎服。常用此法亦效。

若脐凸肚紧,微有青色,口撮不开,肝风盛而脾土受制,不可施治。凡有此候,百无一活,纵使得安,亦非长寿。

一法用之,间有验者:孩儿牙根肉上有小泡,如粟米状,用温汤蘸旧绢裹手指,轻轻擦破,即口开舌软,不药自愈。

有脐突一证,又非脐风。此亦因初生洗浴,系脐不紧,秽水侵入于内。产后旬日外,脐忽光浮如吹,捻动微响,间或惊悸作啼。治用白芍药汤加薏苡仁,水煎空心温服；次以外消散涂贴，自然平复。

夜啼四

夜啼者，有惊热夜啼、有心热夜啼、有寒疝夜啼、有误触神祇夜啼。此四者，详具于后。

惊热者，为衣衾之厚，或抱于极暖处久坐，致生烦闷，邪热攻心。心主神，神乱则惊。心与小肠为表里，故啼泣而遗溺者是也。治法遏热镇心，则自安矣。用百解散、牛蒡汤、三解散主之。

心热者，见灯愈啼，面红多泪，无灯则稍息。盖火者阳物也，心热遇火，两阳相搏，才有灯而啼甚。故《经》曰：火疾风生，乃能雨。此其义也。宜凉心安神，用百解散，或五苓散加黄芩、甘草，水煎服；次牛蒡汤、三解散、及琥珀抱龙丸为治。

有遇黄昏后至更尽时哭多睡少，有啼声不已直到天明，乃胎中受寒，遇夜则阴胜而阳微，故腰曲额汗，眼中无泪，面莹白而夹青，伏卧而啼，入盘肠内吊之证，名为寒疝。治法去宿冷，温下焦，白芍药汤、乌梅散、及冲和饮加盐炒茱萸、茴香，水姜煎服，及钩藤膏亦佳。

误触神祇者，面色紫黑，气郁如怒，叫时若有恐惧，及睡中惊惕，两手抱母，大哭不休。此误触禁忌神祗而得，或因恶祟所侵。盖婴孩目有所睹，口不能言，但惊哭无时，指纹俱隐，故《玉环集》云：忽然两手形无见，定知唐突恶神灵。治法先解其表，宜百解散；次驱邪镇心，用苏合香丸、琥珀抱龙丸，投之自效。

急惊五

急惊之论，前代书所不载，惟曰阳痫。大概失所爱护，或抱于当风，或近于热地，昼则多食辛辣，夜则袭盖太厚，郁蒸邪热积于心，传于肝，再受人物惊触，或跌扑叫呼，雷声鼓乐，鸡鸣犬吠，一切所惊。未发之时，夜卧不稳，困中或笑或哭，啮齿咬乳，鼻额有汗，气促痰喘，忽尔闷绝，目直上视，牙关紧急，口噤不开，手足搐搦。此热甚而然，况兼面红脉数可辨。盖心有热而肝有风，二脏乃阳中之阳，心火也，肝风也，风火阳物也。风主乎动，火得风则烟焰起，此五行之造化，二阳相鼓，风火相搏。肝藏魂，心藏神，因热则神魂易动，故发惊也。心主乎神，独不受触，遇有惊则发热，热极生风，故能成搐，名曰急惊。治之之法，先以五苓散加黄芩、甘草水煎，或百解散发表；次通心气，木通散、三解散；疏涤肝经，安魂退热，牛蒡汤、防风汤主之。惊风既除之后，轻者投半夏丸，重者下水晶丹，与之去痰，免成痴疾。但不可用大寒凉药治之，热去则

寒起，亢则害，承乃制。若仓卒之间，惊与风证俱作，
只用五苓散加辰砂末，薄荷汤调服，少解其证。盖五
苓散内有泽泻导小便，心与小肠为表里，小肠流利，心
气得通，其惊自减。内有桂，木得桂则枯，是以能抑肝
之气，其风自停。况佐以辰砂，能安神魂，两得其宜。
大略要解热凉心肝，后用五和汤散调理。稍热之剂则
难用，医者宜审之。

　　愚尝感慨诸人，每见惊风搐作，不明标本，混为一
证，遽然全用金石、脑、麝、蜈、蚕、蛇、蝎大寒搜风等剂
投之，耗伤真气，其证愈甚，多致弗救。殊不知惊生于
心，风生于肝，搐始于气，是为三证。其惊与风，首已
详及。然所谓蓄气而成搐，陈氏之论最为明理，但未
著其方。余于此证，则用宽气饮治之，只以枳壳、枳实
为主。盖其气也，四时平和则身安，一息壅滞则疾作。
况小儿啼哭不常，其气蕴蓄，内则不能升降，外则无由
发泄，辗转经时，亦能作搐。善医者，审察病源，从而
疗之，万无一失。更辨阴阳虚实，不可轻忽。若阳实
证，煎五和汤调三解散主之，此急惊有搐之类。若阴
虚证，煎固真汤调宽气饮治之，此慢惊有搐之类。若
暴感此证，未别阴阳虚实，先用五苓散和宽气饮，及少
加宽热饮，三药合用，姜汁沸汤调灌即解。大抵治搐
之法，贵以宽气为妙，气顺则搐停，此自然之理。男左

女右手足搐者,即为顺证;男右女左手足搐者,即为逆证,故难治也。有男右女左证轻者,投顺搐散,使分左右,庶好疗之。

天钓者,初得时顿频呵欠,眼忽下泪,身热,脉浮洪实,是风痰壅聚,上贯心包,致经络闭而不通,目睛翻视,颈项强仰,两手掣转向后,大哭如怒,脚曲腰直,发热痰鸣,爪甲皆青,状如鬼祟,名曰天钓。治法同前急惊内药与服,先解风热,次理痰气,斯为当矣。

暑风一证,因夏月感冒风寒太甚,致面垢唇红,脉沉细数,忽发惊搐,不省人事。治用消暑清心饮、辰砂五苓散及琥珀抱龙丸,自安。切勿以温剂调补,热气得补则复盛,尤宜戒之。

又有急惊天钓之后变作潮热,手足逆冷,有似疟疾。盖因病愈之时不善将护,外感风邪乘虚而入于经络,再未解散,以致如此。《经》曰:重阳必阴,重阴必阳。又曰:亢则害,承乃制。此其义也。宜服柴胡加桂汤及当归散。气实者,则以乌犀丸、水晶丹略与通利,匀气散止补,后以参苓白术散调理,自然平愈。此证所用药品,间使苦寒之味,务在消阳盛之火,肺金得胜,肝木自平,而风邪亦散,斯为良法。

大凡幼稚,欲令常时惊悸不作,在乎肾脏和平。故戴氏曰:治惊不若补肾。谓心属火,火性燥,得肝风则烟焰起,致生惊悸。补肾则水升火降,邪热无侵,虽有肝风,不生惊骇。其法当于申时进补肾地黄丸一服,或琥珀抱龙丸。用申时者,盖水生于申,佐之以药,则肾水得平,心火不炎,自无惊矣。

慢惊六

治慢惊者,考之古书,亦无所据,惟载阴痫而已。盖慢惊属阴,阴主静而搐缓,故曰慢。其候皆因外感风寒,内作吐泻,或得于大病之余,或传误转之后,目慢神昏,手足偏动,口角流涎,身微温,眼上视或斜转,及两手握拳而搐,或兼两足动掣。各辨男左女右搐者为顺,反此为逆。口气冷缓,或囟门陷,此虚极也。脉沉无力,睡则扬睛,谓两目半开半合,此真阳衰耗,而阴邪独盛。阴盛生寒,寒为水化,水生肝木,木为风化,木克脾土,胃为脾之府,故胃中有风,瘛疭渐生。其瘛疭证状,两肩微耸,两手垂下,时复动摇不已,名为慢惊。宜以青州白丸子、苏合香丸,入姜汁杵匀,米饮调下。虚极者加金液丹。次用冲和饮同七宝散,水煨姜煎服,使气顺风散,少解吐泻,间以胃苓汤救其表里。若吐不止,可投定吐饮;泻不减,宜服六柱散;或曰生汤去胃风,定瘛疭,清神气;五苓散导其逆,调荣卫,和阴阳。若痰多唇白,四肢如冰,不省人事,此虚慢之极,用固真汤速灌之,以生胃气。胃气既回,投醒脾散、沉香饮调理。

有慢脾风者,自慢惊传变。始因吐泻,经久不治,故胃弱脾虚。脾虚生风,风入经络,则手足无时摇动,昏沉不省,面带痿色。风势太甚,乃虚之极,急用青金丹、天麻饮灌服,或六柱散、固真汤。不问有热有痰,皆风入脾经,亦是危证。若痰如牵锯之声,面无风气,犹甚缩,气粗,顽软搐甚,不可治也。

风毒七

风毒者,因惊风之后,风从气行,血从气使,毒气蓄于皮肤,流结而为肿毒,遂成顽核,赤色多在腮颊之间,或耳根骨节之处,重则成痈成疖,谓之遁毒风。宜以百解散、牛蒡汤、及当归散倍加枳壳、大黄,水煎服,或用皂子、薄荷同煎;续投雄黄散、消毒饮。结在腮颊者,治用乌豉膏以护咽喉,外则敷以拂毒散及外消散。若因跌扑破损皮肤,风邪侵袭,伤寒而发毒肿,谓之破血伤风,可投疏风散、活血散,及黄芩四物汤调治。

若发于喉下,如带横缠者,乃缠喉风也,《三因》名乌喉风。此证宜投化毒汤,及乌豉膏溶化护喉,却不可于喉外用药涂贴,但依前遁毒风内治法。如服药后散止不定,或上头项,或游于面目,而又复来喉下,如赤紫微浮,中有白突者,阳证变阴,亢则必害,谓之赤游风毒,亦难治矣。

伤积八

凡婴孩所患积证,皆因乳哺不节,过餐生冷坚硬之物,脾胃不能克化,积停中脘,外为风寒所袭,或因吃卧失盖,致头疼面黄,身热,眼胞微肿,腹痛膨胀,足冷肚热,神昏不安,饮食不思,或呕或哕,口噫酸气,大便馊臭,此为陈积所伤。如觉一二日,先以百伤饮发表;次当归散入姜煎服,温动积滞;方下乌犀丸、六圣丸,重与宽利;后用匀气散调补。

有食饱伤脾,脾气稍虚,物难消化,留而成积,积败为痢,腹肚微痛。先调胃气,次理积,却止痢,则病根自除。和中散理虚养胃;三棱散、乌犀丸助脾化积;沉香槟榔丸、守中汤进食止痢。仍忌生冷粘腻之物,不致复作。

有时时泄青水如生菜汁,是受惊而后有积,烦闷啾唧,常似生嗔,名为惊积。先解惊,后理积。解惊,五苓散或百解散;理积,三棱散或乌犀丸及三解散,炒神曲、生姜煎汤调服;醒脾散、沉香槟榔丸宁惊化积,壮气和胃。仍节冷乳,自然平治。

热证九

仲景论曰：有翕翕发热，有蒸蒸发热，此分汗下之不同。翕者，若翕之所覆，明其热在表也，属上太阳第一证，以桂枝汤主之。蒸者，如熏蒸之甚，主其热在胃也，属阳明三十二证，以调胃承气汤下之。此仲景法也。缘小儿之热，似是而非，若同而异，有伤寒热、变蒸热、积热、麻豆热、惊风热、潮热、骨蒸热，有表里俱虚而热。有热虽同，名则异，可不明辨标本以施治乎？须令验证，对证用药，斯为的论。

伤寒热，十指稍冷，鼻流清涕，发热无汗，面惨凌振，右腮有紫纹。治法载于伤寒条内。

变蒸热，温温微热，气粗惊少，呗乳泻黄，上唇尖有小泡如水珠子，即变蒸热也。不须用药攻治。如兼他证者，当依其所感之候，略与和解，不必重剂可也。盖变者变其形容，蒸者蒸长肌肉。三十二日为一变，六十四日为一蒸。又三大蒸积五百一十二日，变蒸毕而形气血脉筋骨全矣。夫变蒸之说，再考明医陈氏书，载十变之内，五蒸存焉。又有三大蒸，计其数恰五百一十二日，最为明矣。

积热，眼胞浮肿，面黄足冷，发热从头至肚愈甚，或闻饮食之气，恶心及腹疼呕吐。治法详载伤积论中。

麻豆热,面赤足冷,身发壮热,呵欠顿闷,咳嗽腰疼,时或作惊,腹痛自痢,及中指独自冷者是也。治法详见疮疹证内。

惊风热,遍身发热而光,自汗心悸不宁,脉数烦躁。治法与急惊证同,所用药饵,必先解表。

潮热,有午后发热,或日晡发热,对时如潮水之应不差是也。先用百解散发表,次以当归散及三解散治之。脉实者下之,宜大柴胡汤;虚浮散者微汗之,用百解散。若发热而呕者,小柴胡汤主之。

虚热,因病后发热无时,一日三五次者,此客热乘虚而作。先以胃苓汤加黄芪末,温米清汤调服;次投钱氏白术散或固真汤,带凉服;及用温盐汤参入凉水,送下黑锡丹固守元气。

骨蒸热,身体虚羸,遇晚而发,有热无寒,醒后渴汗方止。此乃疳病之余毒传作骨蒸,或腹内有癖块,有时微痛,用参苓白术散,姜、枣、三棱煎汤调服,或投化癖丸,先疗脾虚宿滞,次以柴胡饮为治。仍忌鸡、酒、羊、面、毒物。

有小儿热证,用表里药后其热俱退,既退复热者何也?疗病至此,难以概举,或再解表攻里,或施凉剂,热见愈甚。以阴阳辨之,何者为是? 推其原乃表里俱虚,而阳浮于外,阴伏于内,所以又发热。宜用温平之药和其里,则体热自除。投钱氏白术散,去木香加扁豆,水煎;及黄芪六一汤、安神散,自然平复。若日久汗多,烦渴食减,脉微缓,喜饮热,可服真武汤。虽附子性温,取其收敛阳气,内有芍药性寒,一寒一温,亭分得宜,用之无不验矣。

伤寒十

仲景一书,前辈发明甚详,愚不敢赘,姑举其略。

按仲景《伤寒论》云:春气温和,夏气暑热,秋气清凉,冬气冷烈,此四时正气之序也。惟冬时严寒,去寒就温,不致于伤;偶然触冒,名为伤耳。小儿在襁褓中,或长成而禀赋虚怯,苟失其养,百病蜂起,故伤寒多得于秋冬,或薄暮清朝。盖秋冬多冷,夜起便溺,或遽出风寒之地,为邪气所侵,旋即喷嚏凌振,五指稍冷,关纹不见,面目俱红,惨而不舒,气粗体热,无汗恶寒,是伤寒也;或面色光而不惨,汗出恶风,是伤风也。其候与大脉科若同而异,治疗之法亦相去不远矣。余外不然。盖以小儿是纯阳之体,用药不可太热,此医门八法所谓治小儿无热一也。然仲景一十六卷,三百九十七法,前贤名曰《金匮》,岂不贵哉?兼五运有太过不及之异,六气有逆从胜伏之差,变生灾眚,应在人身,或遇客邪临御,脏气虚弱,因受其病,谓之时气,又与伤寒不同,乃四时乖戾之气。如春应暖而反寒,夏应热而反冷,秋应凉而反热,冬应寒而反温,非其时而有其气。人感冒中伤而有病者,不择地之远近,所患一同,当以何经何脏所受病证,知犯何逆,以法治之。此仲景之妙旨。然治小儿伤寒伤风,与大方相同者,若发热身无汗,麻黄汤主之,以表实无汗,荣血受邪而设也,得汗则寒邪发泄,而无壅遏之患;若身热自汗,桂枝汤主之,以表虚自汗,卫受邪而设也,解肌则风邪疏散,而无壅滞之患。凡治病之要,尤在临机审察,庶无误矣。

夹惊伤寒,其候谓感寒时忽受惊触,情性昏沉,身微有热,心躁或渴,睡中多惊,手足动掣,面红痰嗽,咬牙呵欠,山根准头皆淡青色,两眉下有紫红见。论其得病之由,或被惊发热,后感寒邪,或先感寒邪,后因被惊,遂致两热相乘,所有此候。宜百解散发表;次牛蒡汤治惊热,散邪气。若看证大,苁蓉当归散、三解散,间以不惊丸、琥珀抱龙丸与服。

夹食伤寒,其证鼻流清涕,头疼发热,昼轻夜重,时复吐逆,噫气酸馊,面黄红白,变之不一,目胞微浮,乍凉乍热,心烦发渴,腹痛胀满。皆因饮食过伤,又感风寒,激搏而热,其热气与食熏蒸于胃,胃为水谷之海,脾实则能克化,今脾胃因饮食所伤,致有斯疾。先煎小柴胡汤加生姜自然汁同服,或五苓散入姜汁沸汤调下,与解寒邪,温胃止吐;次用百解散及当归散,水姜煎服,疏解外邪,温正胃气;乌犀丸去积,匀气散止补,参苓白术散调脾胃则愈矣。

下后伤风,其候两脸微红,眼胞浮肿,发热痰喘,饮食少进。此则亦因外感风寒,未经发散,下之失宜,邪气未除,而正气有损,调理又迟,致荣卫不和,正气失守,脾胃尚弱,过伤饮食,名为食复。用小柴胡汤和解;次三棱散调治。或因下后体气虚弱,腠理不密,遽出风寒之地,易为感冒,此为再经,外邪侵袭于皮毛,皮毛者肺之合也,风寒外侵于皮毛,内合于肺经,致有痰热喘急,肺主气故也。亦宜发散,表邪既退,然后调脾,使中州之土固守,则何患乎外邪得以侵袭哉!用五苓散,加麻黄去节存根,沸汤泡过,功全表里,水姜煎服;其次解表散、惺惺散、枳实汤、或当归散加陈皮,水姜煎服;以和中散调理。

夹风伤寒,与前证相似,但脸红身热,气粗微喘,目泪口渴,手足皆温,太阳冷汗,口水流滴胸前,时或恶风。此因先伤寒发热,日久未经解散,将传入里,而又感风,风热相搏于内,致心脾蕴热,热气上逼,口舌发疮,名为夹风伤寒。诸热引肝风,目多眵泪,口燥发渴,手足温者,邪将传里;口水不止,而加生疮者,热上蒸也;太阳冷汗者,表之虚也。邪实表虚,证在半表半里之间,宜以小柴胡汤加桂为用疏涤肝风,羌活散和解,四顺饮去上焦热,则口舌之证乃除,而重感之邪亦得消释。

风寒互证,《活人书》云:脉似桂枝反无汗,病似麻黄反烦躁。风喜伤卫,寒伤荣,荣卫俱病,仲景以大青龙汤治之。然荣行脉中,卫行脉外,荣卫皆虚,疾由生矣。盖儿小者,因抱养失宜,风寒不避,致有斯疾;儿大者,或因水浸雨侵,或因向火脱着,遽然出外,外邪乘虚而袭,汗闭不通,其后或冷或热,昏醒不定,名为风寒互证。但小方用药品味,分两不与大人同。若此证一汗,风寒既除,惟当顺气化痰,慎勿投峻补之剂,热气得补则复盛,变生他证。初用雄黄散,水、姜、葱、薄荷同煎,并三服稍热投,得汗即愈,免为角弓反张之证;次以当归散、惺惺散间服。若痰不退,牛蒡汤、如意膏、半夏丸。

结胸伤寒,其候两眉尖红,唇紫鼻青,咳嗽口痛,痰结气促,咳嗽不活,身热汗出,目露白睛,项颈如柔痓之状,不可俯仰。结胸之证居身之高分,故《经》云:高者因而越之,下者引而竭之。所谓结胸,如系结而不能解者,诸阳受气于胸中,邪气与阳气相结,固而不解,非虚烦结实之比。胸膈高起,不按自痛,名大结胸；按之方痛，名小结胸；有水、寒、热结胸。凡此诸证，低者举之，高者陷之。仲景结胸之高邪，当行降下之法，以下结固之邪。《内经》曰：结虽久犹可解也。盖伤寒之结，非直达之剂，孰能解之？仲景治小结胸证，以小陷胸汤主之。平常小儿，多有小结胸证，然陷胸汤内有黄连极苦，难以施之。婴孩如发表后，但用鹤顶丹为治。有儿最小者，于此丹内加宽气饮、宽热饮少许，姜汁、茶清调下自愈。若仅六七岁儿，投小陷胸汤，入蜜同煎服取效。

坏证伤寒，其候外察印堂多紫纹，唇白如灰色，四肢黄瘦，吐泻间作，或寒或热，饮食减少。大概外感风寒暑湿，内因饥饱失节，不能调护。以传受日深，医不辨其表里虚实，汗下失宜，使阴阳反错，邪气得胜，正气将衰。胃纳五味，以养五脏，脾受五味，以分清浊，而荣养百骸。今汗下不依其法，致伤荣卫。荣卫者，自中焦而生，得其气之清者为荣，浊者为卫，其重浊者为糟粕而下行。偶六淫所侵，治不如法，则外邪日盛，正气乖常，胃气衰微，变证多出，或作泻痢青黄，吐逆寒热，或为肿满偏枯，五疳八痢，或成丁奚哺露，传变不一。各有条论，随证治之，并宜先投加味白芍药汤和解。

咳嗽十一

咳嗽者,固有数类,但分冷热虚实,随证疏解。初中时,未有不因感冒而伤于肺。《内经》曰:肺之令人咳何也? 岐伯曰:皮毛者,肺之合也。皮毛先受邪气,邪气得从其合。故《难经》云:形寒饮冷则伤肺。使气上而不下,逆而不收,冲壅咽膈,淫淫如痒,习习如梗,是令咳也。乍暖脱着,暴热遇风,邪气侵于皮肤,肺先受之,而为咳嗽。若初得时面赤唇红,气粗发热,嗽来痰鸣,此是伤风痰壅作嗽,用清肺饮、五拗汤,及小柴胡汤、羌活散,皆可解表;次青木香汤。

有小儿汗出未干,遽尔戏水,亦致伤风咳嗽,外证眼胞微浮,额汗痰鸣,亦宜清肺饮、泻肺汤与之疏风化痰,解利邪热。小柴胡汤亦可。

若嗽日久,津液枯耗,肺经虚矣。肺为诸脏华盖,卧开而坐合,所以卧则气促,坐则稍宽。乃因攻肺下痰之过,名为虚嗽。声连不断,喉中痰鸣,气息欲绝,嗽罢则吐白沫或干呕,此肺虚而气不顺也。面唇皆白而惨,嗽过额上多汗,哽气长出,乳食减少,致脾虚而胃亦虚,宜其有吐,投茯苓厚朴汤及藿香饮;次温脾润肺,理中汤加杏仁、北五味,水煎服。盖此药补脾而益肺,藉土气以生金,则自愈矣。或咳而夹红,有紫黯色,于理中汤内再加干姜为用,亦良法也。

有脾虚亦能作嗽，当投补剂，用醒脾散、茯苓厚朴汤，令脾气实；然后间以清肺饮煎服，疏解肺经风寒，及藿香饮助脾养胃，亦救子益母之法也。

有一证，咳嗽至极时，顿呕吐乳，食与痰俱出尽方少定，此名风痰壅，成肝木克脾土，宜以白附饮投之即效。

百日内婴孩，偶咳嗽痰壅，睡中不宁，亦因产后感风而得，但不可过用发散之剂，先以解表散一二服；次投贝母汤及惺惺散为治。

小儿喘疾，重于咳嗽，然有虚实冷热之分，不可概举。实热者，投清肺饮加五和汤，水、姜、葱煎，及泻肺汤、碧玉丸为治。《经》云：喘急多因气有余，盖肺主气故也。虚冷者，投枳实汤，水姜煎，并如意膏、补肺散、坎离汤自效。此肺虚感风，气不升降，致有是证。及用定喘饮常验，不拘冷热皆可服。涎壅失音，二圣散主之。

龟[鱼哈]一证，郭氏曰：小儿此疾，本因暑湿所侵，未经发散，邪传心肺，壅而为热，有热生风，有风生痰，痰实不化，因循日久，结为顽块，丸如豆粒，遂成痰母。细推其原，或啼哭未休，遽与乳食，或饲以酸咸，气郁不利，致令生痰；或节令变迁，风寒暑湿侵袭，或堕水中，水入口鼻，传之于肺。故痰母发动，而风随之，风痰潮紧,气促而喘,乃成痼疾。急宜去风化痰,先以五苓散同宽气饮、宽热饮,用少姜汁和百沸汤调服;次进知母汤、雄黄散、如意膏、半夏丸。

吐泻十二

吐泻者,乃挥霍扰乱之证。霍者吐,乱者泻。有心痛而先吐者,有腹痛而先泻者,莫不由中焦而作。上焦主纳而不出;中焦主腐化水谷而生荣卫,灌溉百骸;下焦分别水谷,主出而不纳。此三才成式,日用常行。故脾居中州,胃为水谷之海,乳哺入胃,脾能克化,然后水谷分在脐上一寸,名为水分穴,分其清浊,传受得宜,则无吐泻之患。凡婴孩上吐不止,下泻不停,皆因六气六气者,筋骨血肉积气是也。未完,六淫六淫者,风火暑湿燥寒是也。易侵,兼以调护失常,乳食不节,遂使脾胃虚弱,清浊相干,蕴作而然。有先泻而后吐者,乃脾胃虚冷,其候先泻白水或白冻,吐亦不多,口气缓而神色慢,额前有汗,六脉沉濡,此为冷也。先吐而后泻者,乃脾胃有热,气促唇红,吐来面赤,脉洪而数,渴饮水浆,此为热也。冷热之分,要须详审。

有数岁者,亦患此证,始自夏秋,昼近极热之地,解衣乘凉,夜卧当风之所,失盖感冷,阴阳相搏,气射中焦,名为霍乱。《活人书》用香薷散调治,以其能分别水谷,升降阴阳。又曰:热多欲饮水者五苓散,寒多不饮水者理中丸。详究治法,得非欲平中焦乎? 又有脾经积滞未除,再为饮食所伤,不吐则泻,不泻则吐,宜以三棱散化积,守胃散和中,必自安矣。

钱仲阳议曰:吐乳泻黄,是伤热乳;吐乳泻青,是伤冷乳,皆当下之。详夫此理,乃迎夺之法也。不若伤热者用五苓散以导其逆,伤冷者用理中汤以温其中,自然平复。

有小儿盛夏初秋,遇夜乘风,渴而饮水,过餐生冷果物,攻激肠胃,遂乃暴吐暴泻,传作手足俱痹,筋挛而痛,痛则神志不宁,以惊证治之误矣。所谓筋遇寒则引缩,又以阳明养宗筋,属胃与大肠,因内伤生冷饮食,外感风邪,吐泻交作,胃气固虚,不能养其宗筋,亦致挛急。此证口气温,面色惨,脉沉缓,再以手按两膝腕下,见筋缩而引于皮间,是其候也。治以理中汤,加附子半生半炮,水姜熟煎,空心温服。更详虚实冷热为治可也。

诸吐十三

论吐之原,难以概举。有冷吐、热吐、积吐、伤风嗽吐、伤乳吐,其吐则同,其证有异,各述于后。

冷吐,乳片不消,多吐而少出,脉息沉微,面白眼慢,气缓神昏,额上汗出。此因风寒入胃,或食生冷,或伤宿乳,胃虚不纳而出。宜温胃去风除宿冷,用当归散,水、煨姜、陈皮煎服;或间投冲和饮、理中汤,及姜橘汤、定吐饮。如诸药不效,以参香饮治之。

热吐,面赤唇红,吐次少而出多,乳片消而色黄,遍体热甚。或因暑气在胃,或食热物,精神不慢,而多烦躁,此热吐也。宜解热毒,用大顺饮,温熟水空心调下;并五苓散、小柴胡汤,并加姜汁缓服,及香薷散主之。误服热药,先投绿豆饮解之,次服止吐之剂。

积吐,眼胞浮,面微黄,足冷肚热,昼轻夜重。儿大者,脉沉缓,此宿冷滞脾,故吐黄酸水,或有清痰;脉实而滑,为食积所伤,吐酸馊气,或宿食并出。儿小者,呃乳不化是也。先用五苓散,姜汁、温汤调下和解;次以乌犀丸主之。最小者,投三棱散、化癖丸。

伤风嗽吐,有热生风,有风生痰,痰结胸中,肺气不顺,连嗽不止,和痰吐出,此为嗽吐。痰壅而作,乃为实证。宜去风化痰,先投清肺饮,次小柴胡汤为治。若嗽久而肺虚,土不生金,故面白唇燥,干嗽干呕而无痰,可温补为上,用茯苓厚朴汤、惺惺散、如意膏为治。

伤乳吐,才乳哺后即吐,或少停而吐。此因乳饮无度,脾气弱,不能运化,故有此证。譬如小器盛物,满则溢。治法宜节乳,投三棱散。

诸吐不止，大要节乳，徐徐用药调治必安。节者，撙节之义。一日但三次或五次，每以乳时不可过饱，其吐自减；及间稀粥投之，亦能和胃解吐。屡见不明此理，惟欲进药以求速效，动辄断乳二三日，致馁甚而胃虚，啼声不已，反激他证。盖人以食为命，孩非乳不活，岂容全断其乳。然乳即血也，血属阴，其性冷，吐多胃弱，故节之。医者切须知此，乳母亦宜服和气血、调脾胃等药。

诸泻十四

论泻之原，有冷泻、热泻、伤食泻、水泻、积泻、惊泻、风泻、脏寒泻、疳积酿泻，种种不同，各分于后。

冷泻多是白水，泻密而少，腹痛而鸣，眉皱目慢，面带白色，额有汗多，此为冷泻。冲和饮、当归散合和，水、煨姜煎服；并守中汤、参苓白术散、益中膏、沉香槟榔丸治之。

热泻大便黄色，如筒吊水，泻过即止，半日复然，心烦口渴，小便黄少，乳食必粗，此为热泻。先用五苓散或大顺饮；次以钱氏白术散主之，香薷散亦佳。

伤食泻，乃脾胃素弱，复为生冷果食所伤，故大便不聚而泻；或因乳母餐生冷肥腻之物，自乳而过，亦能作泻。面唇俱白，泻稀而少，或如坏鸡子，腥臭异常，身形黄瘦，名伤食泻。宜先温正胃气，次理积而后固脾，冲和饮、当归散合和，水、煨姜、枣子煎服；理积，儿大者乌犀丸，小者化癖丸、三棱散；固脾，和中散、醒脾散。

水泻谓之洞泄，乃阴阳不顺，水谷不分，泻黄水而小便少，番次密而无度。是夏秋之际，昼则解衣取凉，夜则失盖感冷，冷热相激，清浊浑乱；或因母自热中来，乳有热气，遽以哺之，令儿脾胃不和，水谷交杂而下。以㕮咀五苓散加薏苡仁、车前子、半夏，水姜煎服，分正阴阳。或先用大顺饮，温白汤调下；香薷散调中止补。钱氏白术散、六和汤亦好。

积泻，脾气虚弱，乳食入胃，不能运化，积滞日久，再为冷食所伤，传之大肠，遂成泄泻，留连不止，诸药不效。盖以积在脾胃，积既未除，何由得愈？宜先去积，后止泻，泻止实脾，则病除矣。三棱散、乌犀丸；续用沉香槟榔丸、参苓白术散、和中散、香橘饼调理。

惊泻，粪青如苔，稠若胶粘，不可便止，但镇心抑肝，和脾胃，消乳食，斯为治法。先投五苓散；次用三棱散，水、姜、粳米煎服，或三解散，煨神曲、生姜煎汤调服，及沉香槟榔丸、不惊丹调治。

风泻，慢惊大病后有之。其粪稀，黄褐色，或夹不消乳食同下，此因脾虚所致；或夹褐黑色者，属肾，盖脾虚为肾水所乘故也。若久不进饮食，再有惊搐，宜疏肾水，去脾风，次补脾则自愈，庶无复作之患。疏肾水，咬咀五苓散，加黑牵牛半生半炒，并薏苡仁，水、姜煎服；去脾风，泻黄散；调脾气，参苓白术散。

脏寒泻，粪如青竹色，不稀不稠，或下青水，未泻时腹痛而鸣，叫哭方泻，多是生来三五月内有此，周岁则无。始因断脐带短，风冷自外逼内而成。此疾先用冲和饮，水、葱白煎投，温中解表；次以当归散，水、煨姜煎服；及投匀气散、理中汤。

疳积酿泻，其候面色痿黄，肚胀脚弱，头大项小，发稀且竖，肌肉消瘦，不思饮食，昼凉夜热，或腹内有癥癖气块，泻则颜色不等，其臭异常。其泻有时，或一月、半月、旬日一番，自泻自止，名为疳积酿泻。先以当归散，加三棱、陈皮，水姜煎服；次投乌犀丸、沉香槟榔丸，及化癖丸、芦荟丸、没石子丸。儿最小者，难下丸子，止投三棱散、快膈汤，自然痊愈。

若泻或痢，色青甚而淡黄夹白，寒多热少，此阴邪胜阳，宜用守中汤、胃苓汤与服，扶表救里；方进当归散加陈皮、紫苏，水、姜、糯米煎服；亦宜和解理中汤，清米饮空心调服，温脾去湿，益气清神。寒盛者，理中汤内加熟附子，水、姜、枣煎服；次投南星腹皮饮，水、姜煎服，和脾胃，去阴邪。

若泻或泄,色青淡而有沫,粪稠,热多寒少,亦致面黄肌瘦,烦躁不宁。宜以咬咀五苓散加薏苡仁、车前子,水、姜煎服,解散余邪;仍用茵陈蒿、栀子仁煎汤,调细末五苓散温服,退黄色,消阳毒;及当归散,水、姜、枣煎投,或服万安饮、四神散。

赤白痢十五

赤白之痢,世人莫不曰赤为阳为热,白为阴为冷,或曰无积不成痢。至于调治,若以冷热之剂互进,或投去积药,必难取效。不究其原,何由可疗? 且四时八风之中人,五运六气之相胜,夏秋人多痢疾。《内经》曰: 春伤于风,夏生飧泄。《至真要大论》曰: 少阳在泉,火淫所胜,民病注泄赤白。其可拘于无积不成痢之说。若专以积为论,岂一岁之中,独于夏秋人皆有积,春冬不然? 盖风邪入胃,木能胜土,不为暴下,则成痢疾。赤白交杂,此为阴阳不分,法当分正阴阳,五苓散以导其逆,理中汤以温其胃,使色归一,然后施治。若一分之后,仍赤白同下,则当究其所患之因。若先白后赤,乃内伤生冷,外失于盖,由元气感于暑热,治法先救其里,次解暑毒。若先赤后白,乃先伤热而后失盖感冷,先宜解热,后治其痢。

有夹热而痢者,则下纯鲜血,此风能动血,宜冷服黄连香薷散、川草散；以当归散加醋炒蒸柏叶，水、姜煎服；或羌活散加五和汤，水、姜、仓米煎。

有夹冷而痢者，则下纯白冻，或白上有粉红色，或似猪肝瘀血，皆为阴证，盖血得寒则凝泣故也。先用咬咀五苓散加守中汤煎投；次以附子理中汤带凉服，或固真汤。倘不辨其虚实冷热，妄行施治，必致脾胃愈虚，不能乳食，成噤口痢者，则难疗矣。

又有里急后重，盖里急为阳，后重为阴，未圊前腹痛为里急，已圊后腹痛为后重。故里急者，大肠涩也。先以大顺饮加宽气饮和解，及羌活散，水、姜、仓米煎服；次下宽肠丸。后重者，为气虚，用咬咀五苓散加人参，水、姜煎服，并投香连丸。若二证俱作，前二丸子并进，或双金饮、金粟丸亦效。然泻痢二字，自是两证。粪夹水来，多而顺者曰泻；带血冻白冻，来三五点而痛者曰痢。轻重阴阳，于此而分，斯为治法。有脓血交杂，经久不止，昼轻夜重，或昼夜频数，食减痛多，并用万金散、神效散主之。

有五色痢者，乃因五脏蕴热，日久不散，故有是证。盖五脏受热，荣卫不调，五谷不化，熏腐脏腑，神气昏沉，此候已危，最苦是腹中刺痛。儿小者，无治法。盖五色者，乃五脏之色皆见于外。儿大者，可用《局方》三神丸，或小来复丹，以五苓散送下，或者可疗。若投药如故，不可为也。

又有风痢，多是黄褐色，与疳泻颇同，但不臭为异耳。此风毒停滞于脾，宜去脾经风毒，泻黄散主之。若见赤白同下，久而不禁，小便涩少，痛热并作，唇裂眼赤，气促心烦，坐卧不安，狂渴饮水，谷道倾陷，时复面容如妆，饮食不进者，难治。

肿证十六

此疾更多投五皮饮为好。

原肿病之由，标本之疾。肾主元气，天一之水生焉；肺主冲化，地四之金属焉。肾为本而肺为标，皆至阴以积水为其病也。肾者胃之关键，关键不利，枢机不转，水乃不行，渗于脉络皮肤而为浮肿，当推究内外所因而为施治。儿大者，凭脉以明虚实。古方有十种论证：短气不得卧为心水，两胁紧痛为肝水，大便鸭溏为肺水，四肢苦重为脾水，腰痛足冷为肾水，口苦咽干为胆水，乍虚乍实为大肠水，腹急肢瘦为膀胱水，小便闭涩为胃水，小腹急满为小肠水。然脉浮为风为虚，沉伏为水病。沉则脉络虚，伏则小便难，即为正水。脾脉虚大，多作脾肿，因循不治，乃成水肿。盖脾属土，喜燥而恶湿，常感湿气，湿喜伤脾，血化为水，土败不能制水，则停蓄不行，留滞皮肤，故作浮肿。初得病时,见眼胞早晨浮突,至午后稍消,以羌活散疏解,次醒脾散主之,及间投南星腹皮散。其脾冷困,则燥以草果、缩砂之类。然此证夏与秋冬治之颇易,惟春不然。盖四时之水,无如春水泛溢,兼肝木旺而脾土受克,不能受水,所以难疗。进退不常,须徐徐调理取效。

若脾热而困,又以药燥之,虽火能生土,亦可胜水,奈何燥之太过,土不敌火,则热愈甚,而不食发热烦渴;医者又进之以燥剂,由此而面目转浮,致脾败而手足背皆肿。盖手足背与脐凸,即脾之外候。有未经发表,遽用下药以泻之,则一泻而肿消,乃云得泻之力。殊不知脾愈泻而愈虚,不逾旬月,其肿如初。此世人只知泻肿为最,而不求其十补勿一泻之论。法当随四时用药,解表通利小便。春以七宝散,加麻黄、桂枝、赤茯苓,水、姜、葱煎服;夏以五苓散,加麻黄、车前子、薏苡仁;秋以清肺饮,加羌活、细辛、商陆;冬以冲和饮,加白术、生川乌、赤小豆。以上三药,并用水、姜、葱煎投,滋润救脾导水汤剂渗泄之,乃为良法。更以香陆胃苓丸、赤苍饮频服,自然获安。盖《内经》云:开鬼门发汗也,洁净府利小便,平治权衡,以平为期。此之谓也。

有初肿便觉痰嗽气喘,小水不通,正属肺肾所主,先服解表散,次以三白散为治。余证轻者投商陆丸。故《经》曰"其高者因而越之",即涌吐之义也;"下者引而竭之",即渗泄之义也。凡得此病,非一朝一夕之故,不可以孟浪之药求其速效,以致虚脱。如愈后再感外风,满面虚浮,用排风汤和解,仍服前救脾汤剂,免致反复。饮食之忌,惟盐、酱、虀、鲊、湿面,皆味咸能溢水者,并其他生冷毒物亦宜戒之,重则半载,轻者三月,须脾胃平复,肿消气实,然后于饮食中,旋以烧盐少投,则其疾自不再作。故刘氏曰:治肿非易,补养尤难,所忌者切须详审。有经久不消者,下浚川丸即效。

疳证十七

小儿疳证,其名有五,心、肝、脾、肺、肾是也。详析于后。

咬牙舒舌,舌上生疮,爱饮冷水,唇红面赤,喜伏眠于地,名曰心疳。

目生眵粪,发际左脸多青,或白睛微黄,泻痢夹水,或如苔色,名曰肝疳。

爱吃泥土冷物,饮无度,身面俱黄,发稀作穗,头大项小,腹胀脚弱,间或酿泻,肌瘦目慢,昼凉夜热,不思乳食,名曰脾疳。

鼻下赤烂,手足枯细,口有腥气,或作喘嗽,右腮㿠白,名曰肺疳。

两耳内外生疮,脚如鹤膝,头缝不合,或未能行,牙齿生迟,其缝臭烂,传作走马疳之类,名曰肾疳。

大抵疳之为病,皆因过餐饮食,于脾家一脏有积不治,传之余脏而成。五疳之疾,若脾家病去,则余脏皆安;苟失其治,日久必有传变。然脾家病宜芦荟丸、沉香槟榔丸,或水晶丹、乌犀丸,更察虚实疗之。有虫者,投使君子丸、化虫饮;如心腹痛,吐清水,虫自下,多投二圣丸。诸疳证,皆宜用《局方》五疳保童丸,或万应丸,常服化积治疳。仍各投本脏调理之剂,宁心用茯神汤,调肝用芪归汤,调脾用参苓白术散,补肺用补肺散,补肾用调元散。庶各得其宜,则前证不致再作。

走马疳十八

凡得此候,多因气虚受寒,及有宿滞,留而不去,积温成热,虚热之气上蒸,或食甜酸咸腻之物,而脾虽喜甘,积滞日久,蕴热上熏于口,致齿焦黑烂,间出清血,血聚成脓,脓臭成虫,侵蚀口齿,甚致腮颊穿破,乳食不便,面色光浮,气喘热作,名走马疳。治之之法,先去积热,用当归散合三棱散,水、姜、枣煎服;次投芦荟丸、玉露饮；及以温盐水灌嗽，或软鸡翎蘸盐水拂洗，略拭干，仍以烧盐散、内金散、密陀僧散敷之。若经久不愈者，传于唇之上下，乃成崩砂证，或穴发满腮，齿落骨露，饮食减少，气促痰鸣，必致危矣。

脱肛十九

《脉决》曰：大肠共肺为传送。盖肺与大肠为表里，肛者大肠之门，肺实热则闭结不通，肺虚寒则肠头出露。有因痢久，里急后重，努力肛开，为外风所吹；或伏暑作泻，肠滑不禁；或禀赋怯弱，易于感冷，亦致大肠虚脱。凡小儿所患泻痢，皆因暑湿风热乘脾胃虚而得。盖风属木，木胜则制土，土主脾胃，虚而受制；又湿喜伤脾，因虚受湿，不能分别清浊，水谷交杂，则为洞泄，洞泄既久，大肠亦虚，大肠乃手阳明燥金，而土虚不能生金，金气既虚，则传送之道亦虚，又为风冷所袭，故肛门脱而不收。法宜补脾温胃，使金得受母之益而气实。宜藿香饮、匀气散、平胃散主之；次则内投固肠之剂，用健脾饮、养脏汤、服饵，外以敷贴之法，用伏龙肝散敷之，及蓖麻膏贴囟门，使引气上，令其自收。如收尽，仍以水洗去其膏。又有邪热积滞于大肠，未经疏涤，亦成此疾。其肛门色红而软，肺脉浮数，右手指纹紫见，身微有热，时或烦躁。先投清肺饮疏解,次用薄荷散、蟠龙散为治,间服万安饮亦佳。

痫证二十

古人议痫最多,大概在乎观形切脉,明辨阴阳,对证用药,不致妄投汤剂为上。

阴痫者,因慢惊后去痰不尽,痰入心包而得。四肢逆冷,吐舌摇头,口嚼白沫,牙关紧闭,但不甚惊搐作啼,面色或白或青,脉息沉微。故《婴孩宝书》云:睡中吐舌更摇头。正此之谓。治之固真汤加日生汤同煎,调宽气饮和解。

阳痫者,因感惊风,三次发搐,不与去风下痰,则再发。然三次者,非一日三次也,或一月,或一季,一发惊搐,必经三度,故曰三次。所谓惊风三发便为痫,即此义也。其病主身热自汗,两目上视,嚼沫咬牙,手足掣搦,面色红紫,六脉浮数。以百解散加五和汤,水煎疏解;次下痰,用水晶丹或半夏丸。

胎痫者,因未产前腹中被惊,或母食酸咸过多,或为七情所汩,致伤胎气,儿生百日内有者是也。发时心不宁,面微黄,气逆痰作,目上视,身反张,啼声不出。先用参苏饮和解,次以不惊丹或琥珀抱龙丸间投。轻者可愈,重则亦危。

六畜痫者,发时作牛、马、猪、羊、鸡、犬声,便致僵仆,口吐涎沫,不省人事。张氏论此,盖初发作羊犬声者,咽喉为风痰所梗,声自如此,其理甚明。若言六畜者,特强名耳。凡得此证,宜多投疏风顺气化痰等剂,早为治疗,则免终身之患。

食痫者,因中焦不和,饮食时偶被惊搐,则惊气停滞中脘,食不克化,淹留日久,气郁痰结,痰结则风热生,由此致疾。陈氏有曰:结气而成痫。此其义也。宜宽中顺气,去风痰,疗惊积,和脾胃,则安矣。

狂痫者,亦属阳。《难经》云:重阳则狂。至长成小儿才发。时妄言,不食而歌,甚则逾墙上屋,弃衣而走,或一日二日方醒。始因冒热感风,风热内蓄,久则风痰郁结,上迷心包。盖心乃神之舍,偶为邪热攻逼,则神失所守而昏乱,名曰狂痫。然心火肝木皆为物,火不自炎,因风吹起烟焰;木不自动,因风撼而自动摇。风火合德,两阳相搏,其热可知。心藏神,肝主惊,因风生痰,以致于此。医者为治疗,既能清心平肝,疏风退热,得病暂安;不与镇心下痰,则痰涎结实,停滞心络,病至再三;加以发搐频数,难为治疗,必成废人。有曰惊痫即与此证相类。若乍感真疾,日月稍近,法当解表散惊,及凉心肝,次下风痰。解表散惊,百解散;凉心肝,三解散、防风汤;下风痰,水晶丹、碧玉丸。更须临证参详,乃无失也。

疟疾二十一

《内经·疟论》云：疾疟皆生于风，而发作有时何也？岐伯曰：夏伤于暑，秋必病疟。谓腠理开而汗出遇风，或得于澡浴，水气舍于皮肤，因卫气不守，邪气并居，其疾始作，伸欠寒栗，腰背俱痛，骨节烦疼，寒去则内外皆热，头疼而渴。乃阴阳二气交争，虚实更作而然。阴气独胜则阳虚，故先寒战栗，腰背头项骨节皆痛；阳气独胜则阴虚，故先热，发时不嗜食，善呕，头疼腰痛，小便不利。阴盛阳虚，则内外皆寒；阳盛阴虚，则内外俱热。此外感六淫，或内伤七情，蕴积痰饮，病气与卫气并居，故病日作。卫气昼行于阳，夜行于阴，得阳而外出，得阴而内薄，内薄五脏，六气深入，不能与卫气俱出，则间日而作。当卫气所至，病气所在则发；在阳则热，在阴则寒。《经》曰：亢则害，极乃反。俟阴阳各衰，卫气与病气相离则病休；阴阳相搏，卫气与病气再集则病复。各随其卫气之所在，与所中邪气相合而然也。先寒后热者，先伤寒而后伤风，名曰寒疟。先热后寒者，先伤风而后伤寒，名曰温疟。但热不寒者，名曰瘅疟。身重寒热，骨节痛，腹胀满，自汗善呕，名曰湿疟。但寒不热者，名曰牝疟。盖疟之为病，而证状非一，故处方之制，随其阴阳虚实，脉病证治，汗吐下温，对证施剂，以平为期。然百病中人，必因其正气之虚；感受邪气，留而不去，其病为实；自表传里，先汗后下，古今不易。盖治疟之法，必须先表，用百解散，水、姜、葱煎投；次小柴胡汤加桂，水、姜、枣煎服，以和解表里之邪，自然作效。

若表里实，用当归散、五和汤，或乌犀丸、六圣丸下之，匀气散止补；后以藿香饮加草果、良姜，水、姜、枣煎投，正胃气，去寒邪，则自平复。

如解表后，寒热往来，以二仙饮或三圣丸截之。寒热既除，用平胃散加茴香汤和匀，盐汤空心调服，温胃燥脾，进饮食，使中州之土既实，则外邪不战而自屈，此为明论。

有寒多热少，经久不愈，致脾胃弱，饮食减，神色慢，二姜丸主之，及清脾汤为治。

每见治疟不明理者，多取草药挪水冷服，或露而投之，水伤脾胃，耗损真元，变证百出，或传成浮肿，或转作疳泻，或变为冷痢，致脾胃虚弱，饮食减少，因而不救者有之。且婴孩娇脆，何堪用以草药服饵？为医、为父母者，切宜戒之。

癖证二十二

婴儿始生，禀赋未完，失于襁褓之不谨，乳哺之不节，外为六淫侵袭，内因五脏气虚，冷积久停于脾，不能克化，结成癖块，突于胁下，或左或右，俗曰龟瘀。其疾皆因积滞蕴作，致有寒热，或腹肚疼痛，或昼凉夜热。治疗之法，气实者，亦须温正胃气，后用乌犀丸或水晶丹下之。如过二三次，即以稀粥略止。候所作形证消尽，方投补益之剂。气虚者，先与调脾胃，固真元；神色稍正，饮食进多，如前法下之。若太虚甚，用三棱散、化癖丸渐消之，顺适阴阳，以平为期。然先补后泻，行迎夺之法，则取去陈寒冷积；若面黄唇白，发竖肌瘦，乃为虚极，不可轻下，但徐徐用药消化调理为上。若儿小者，更令乳母常服藿香饮，使药从乳过，亦少助也。

疝证二十三

按《内经·大奇论》曰：肾脉大急沉，肝脉大急沉，皆为疝证。心脉搏滑急为心疝，肺脉沉搏为肺疝。

盖疝者，寒气结聚之所为，故令脐腹绞痛者是也。又巢元方曰：诸疝者，阴气积于内，复为寒气所伤，荣卫不调，二气虚弱，风冷入腹而成。故《脉经》云：急者，紧也。紧则为寒、为实、为痛。血为寒泣则为瘕，气为寒聚则为疝。皆因本脏气虚，外感于寒湿，内伤于生冷，遂使脐腹绞刺激搏而痛，无有定处，仓卒之际，不堪忍者，谓之疝也。并宜先用五苓散，沸汤调服和解。轻则但以白芍药汤、乌梅散、钩藤膏为治；重者，金荽丸、散气丸，未有不愈也。

龟胸二十四

尝论此候，因风痰停饮，聚积心胸，再感风热。肺为诸脏华盖，居于膈上，水气泛溢，则肺为之浮，日久凝而为痰，停滞心胸，兼以风热内发。其外证唇红面赤，咳嗽喘促，致胸骨高如覆掌，名曰龟胸。治法宽肺化痰利膈，以除肺经痰饮。先用五苓散和宽气饮，入姜汁、葱汤调服；次清肺饮、雄黄散、碧玉丸、如意膏为治。

若投前药愈，而复作传变，目睛直视，痰涎上壅，兼以发搐，则难治矣。

龟背者，盖初生婴孩，未满半周，强令坐早，客风吹着背脊，传入于髓，故令背高如龟之状，名曰龟背。终成痼疾，何以为治？

惊丹二十五

婴孩生后，百日之内，半岁以上，忽两眼胞红晕微起，面带青黯色，向夜烦啼，或脸如胭脂，此伏热在内。亦有脸不红者。始因居胎之时，母受重惊，惊邪伤胎，递相传袭；降生之后，复受热毒，或再有惊，有惊则有热，热气内蕴，形发于外。初发时，散生满面，状如水豆，脚微红而不壮，出没休息无定；次到颈项，赤如朱砂，名为惊丹。用四圣散先洗其目，次百解散加五和汤同煎，与解惊热丹毒。牛蒡汤、当归散、三解散、黄芩四物汤皆可为治。

如惊丹发至胸乳间，微有痰喘作搐，急宜宣热拔毒，免致内流，为害不浅。五和汤加升麻、生干地黄，水、姜、灯心煎服，则自消除。仍用前数药调治，不生他证。或投万安饮。

疮疹二十六 斑毒附后

疮疹之作，始自婴孩生时，啼声一出，则咽下口中秽浊，蓄之在胃，因气运变迁，主客胜复，邪气郁发，与元受秽浊激搏，而形于肌肉皮肤之外。初发有类伤寒，不拘四时，皆有此候。《经》云：春夏为顺，秋冬为逆。盖春夏则阳气布，玄府开，人之气血流畅，邪毒易出；秋冬则寒气胜，而水冰地冻，人之气血凝泣，故难出也。小儿所患此证，轻重不等，命名亦异。轻者如麻，俗言麻子；重者如豆，谓之豆疮；重而又重，密如浮藻，俗曰赤藻。既传及此，已是危急，医与病家，切宜详审。故出各有其名，心为红点，肝为水疱，肺为脓疱，脾主结痂，惟肾居下，不受秽浊，所以独无其证。若见疮色黑陷，乃毒气入肾，急投麝香人齿散救之，及一匕金尤妙。此言五脏各有所主。及其发也，始焉壮热，腰痛咳嗽，面目皆赤，或乍凉乍热，两足微冷，有惊搐谵语者，有腹痛欲吐者，有头痛烦渴者，六脉紧数，耳尻俱冷，呵欠顿闷；至五六日，身出红点，红点成水疱，水疱成脓疱，脓疱之后，结痂疕则愈矣。此证才见，似是而非，若同而异，疑贰之间，但以升麻汤加麻黄与之发表，及清肺饮。盖肺主气，王氏曰：豆疮气均则出快，故用之。仍不可过投。兼此疾首尾无下法，若下之必损脾胃，然万物得土气温暖而生，下之则脾土虚冷，气血无自而盛，故豆疮因脾胃虚冷而气血亦衰，遂有伏陷之变。又《内经》云：诸痛痒疮疡，皆属于心。虽各脏形证不同，而心实为之主。心主血，因其血热在里，再遇六淫侵袭，两相攻击，自内而形于外，则发之为豆疮，未有不先见其血点而后结脓疱，故其原出于心，或痛或痒，以分虚实。《经》曰：诸痛为实，诸痒为虚。切宜知此，不可妄投药饵。若一出便齐者为重，不齐者为轻，以中和汤通顺表里，及芪归汤催胀而已。既出不多，发之亦少，此为本疏，不宜再发。有大热者，以导赤散利小府；微热者，用㕮咀五苓散加人参、甘草，水煎。欲出不见者快斑饮；久而不结痂疕者，是表有热盛蒸于皮肤，可用升麻汤加黄芩以解之。若豆疮见形,有渴泻吐痢,用陈氏木香散、异功散、豆蔻丸治之。有虚痒者,多服芪归汤及中和汤。以上豆疮,大约施治不过如此。其余杂证预防之法,胡大卿、陈文秀二公之书该载详备。

或问:升麻汤治豆疮,已发未发皆可服,何如?愚曰:予每致思及此,屡见病家不循次序,不问可否,以为常服,自取危困,良可叹也。殊不知古人立方,深有意焉,但后学不能究心造微,以为一定之方,误人多矣。盖未发之先可服,使其解利肌肤,自然出快。已发之际便不可服,为其药性差凉,凝滞气血,毒不能出,反以为害。结痂之后可服,使其解散余毒,气顺血和,免有豆痈之患。

或问:豆疮倒靥,有用麝香人齿散作效,亦有不效者何? 予曰:其说有二。若见黑陷,毒气入肾,肾色主黑,盖齿者肾之余,用麝齿之法,引导归肾,而发出其毒,故效耳。及用一匕金救之,其效尤速。若见痒塌灰白色,脾虚所致,多投陈氏异功散取效。以上二证,各有主治,不可执一,切须详审。

或问:豆疮投紫草饮固好,亦有不服者何? 曾子曰:处方之妙,在乎君臣佐使。后之医者,不谙古法,令病家自取紫草,修合品味,或为汤使,入诸药内,彼欲速效,而倍用恣饮。按《本草》云:紫草性寒。小儿脾气实者,或尔偶中;脾气虚者,反以为害。如戴氏方名紫草茸饮,后人讹传此方,缺其茸字。盖茸者,春月才生之芽,色泽而红嫩,得阳气之使然,以类触类,所以用发豆疮故效。但罕得嫩茸,后以紫草头仅半寸者代之,即与茸初萌处同类。今人不达其理,遽全用之,有脾虚者服之作泻,疮陷不救者多。予尝目击其事,深为可伤。凡治豆疮,不可不明此理。盖戴氏紫草茸饮,内有人参、黄芪、当归、白芍药佐之,故用验矣。

或问:病豆疮者忌食粥,然欤? 予曰:此俗忌也。病家恐患者疮烂如粥,故忌之。其实不然,毒气自里达表,满口糜溃,乳食不能进,非以粥饮饲之,则脾土虚而豆疮陷,必致不救,深可痛惜。予尝调治此证,始终与粥,全活多矣。盖粥者以米为之,何毒之有? 为父母者,切宜知此。

或问:禁食荤腥者何? 予曰:此亦世俗拘执之论。天以五气生万物,人以五味养五脏。豆疮之萌,始因脏受邪毒,感时气而郁发,自内达外,荣卫俱虚,里气亦弱,必藉五味荤腥以为滋补,使气顺血和,自然出快。但不可食动风发热之物以助毒气,亢则必害。

或问:豆疮后与产后相类,何如? 予曰:盖产后之妇,血脉伤损,荣卫大虚,败血未尽,偶六淫侵袭,便致急证,亦有不救者。故郭氏著《产后二十一论》,正为此设。且小儿豆疮,一身精血皆形于外,热作胀痛,叫声不已,耗损真气,结痂后表里俱虚,荣卫亦弱,余毒未解,失于调护,暴感邪气,多致夭伤,与产后传变何异?在父母者,倘不究心及此,悔将噬脐,为之晚矣。然有疮少气实,饮食如故,又不拘以此论,医者宜审之,切勿例指为虚也。

凡豆疮欲愈未愈之间,传变黑陷干枯,咳嗽失音,吐泻烦渴,浑身手足俱冷,睡则昏迷,饮食减少,及痰多气促燥痒,皆为不治,医者宜察之。

世言麻子者,亦疹毒也。《经》曰:疹属于脾。胃为脾之府,有疾则同矣。疹毒乃天行气运变迁之使然,亦随天地乖戾之气而受病,故曰时气。不拘长幼,身发大热,咳嗽连声,腰痛,口干,足冷。有寒热腹痛者,有头疼自痢者,有烦热惊搐者,此热使然也。但外证形于身体头面,如蚊蚤所啮,发红点而起头,其疮脚有紫黯色为异耳。盖因四时有非节之气着人肌肤,留而不去,再经外邪郁蒸,与元受蕴热相触,毒气遂发于外,形而为疹。若热太甚,则为痈为疽,为赤紫丹瘤;传入脏腑,治之稍缓,亦致害人。有胎受秽液,热毒蕴蓄于肺胃,因感时气而发者,并以清肺饮疏表,及百解散去桂加黄连,水煎。或余毒之气上蒸,口齿糜烂作臭,饮食不便,以当归散加七宝散,入盐,水姜煎服,并牛蒡汤疏风化毒。若疹出盛时,头痛壮热,神思烦闷,麦门冬汤主之。如夏月得此证者,烦躁发渴,小便少,神不安,投却暑丹即效。

有毒气甚者,满口成疮,目赤肿痛,失音恶心,此余毒在肺胃之间未解,致肺胃俱虚,肺虚则语声不全,胃虚则饮食不纳,急宜早治。若气促心烦惊悸者,病必致危矣。

世言此证有温毒发斑,有胃烂发斑。若温毒发斑,其瘾疹如锦纹片,出于两腋之下。盖两腋者,气之道路,故蕴毒随气之道路而先出。其疾咳嗽烦闷,或呕清水。此因冬时感冒寒毒,停于肌肉之间,至春阳气发动而形于外,名为温毒发斑。以百解散、牛蒡汤及当归散加陈皮、黄连为治。

胃烂发斑,初因伤寒下早,热毒乘虚入里,及当下而不下,亦致热毒内蒸于胃,胃受热毒,则发出于皮肤。斑之赤者可疗,黑者十死一生,治法亦同前议。《活人书》以玄参升麻汤、大青四物汤、化斑汤为治。大人小儿,病同一体,用药施治,无逾古法,但小方分剂则轻,少不等耳。此证更宜投拔毒饮、升麻汤。前豆疮余毒发见,皮肤溃烂,治用黄土散。

阴囊肿二十七

巢元方论曰：诸筋会于阴器，邪客于厥阴、少阴之经，与冷气相搏，则阴囊肿痛而引缩。《经》中虽分四证，曰肠癫、气癫、水癫、卵癫，然小儿患此，若治之不早，则成痼疾。如腰曲腹痛，冷汗自出，而阴囊二子吊缩入腹，痛止方出，名为内吊。用乌梅散、匀气散、金茱丸、金铃散为治。

有阴茎全缩不见，有阴囊光肿不痛，此因肝肾气虚，宜以橘子仁煎汤调下，金铃散、匀气散皆可投之。《内经》曰：癫癞疝肤胀者，阴亦盛而脉胀不通，故曰癫癞疝。由是观之，乃阴气盛而致有此吊缩者，筋急也。筋遇寒则引缩，遇热则纵弛，故《三因》所用方法，以宽小肠气疏风为治。然小儿此证，多因坐阴润之地，感风湿而得，用当归散加槟榔、苍术，水、姜煎服；并青木香汤、钩藤膏；外以立消散敷之。

有外肾无故而肤囊肿大，不燥不痛，光亮如吹，此名气虚所致。以匀气散调治，《三因方》家韭子丸主之。

一证外肾肤囊赤肿通明，及女儿阴户肿胀，乃心热之所传，皆以木通散、导赤散为治，或用薏苡仁煎汤调五苓散，及以外消散敷之。并投天花散，用无灰酒煎下；不能饮者，水煎少入酒同服亦好。

惊瘫鹤膝二十八

肝者,东方青龙木也。其动则应于风,病则主惊骇。诸热引肝风,有风则生痰,有痰亦作搐。小儿惊风之际,手足动掣,当听其自定,然后疗之,免生异证。或父母见其病势可畏,从而按伏之。岂知筋者肝之令也,临病发时,若按束其手足,则筋不舒伸,遂至经络为风所闭,终为废人。《内经》曰:顽弱名缓风,疼重名湿痹。又有四肢痿痹不仁,致手足稍胀,痛不堪忍者,此风毒之气使然。故《传》曰"风淫末疾"是也。凡小儿心悸不常,及遍身肿痛,或手足不随,此为惊瘫候也。若治之稍迟,至臂腕膝胫骨节之间流结顽核,或膝大而肿,肉消骨露,如鹤膝之状,或为痈为疖,此名鹤膝候也。以上形证,并宜发汗为先,使腠理开通,则风热可除,有湿亦去。用百解散和咬咀五苓散,倍加麻黄,水、姜煎服,微得汗为度,或以麻黄汤发散尤佳;次防己汤、祛风散及独活汤加桑寄生投服,并防风汤或黑虎丹作小丸子间服,使风不生而痰不作,则其疾愈。若为痈为疖疼重者,用黑牵牛半生半炒,略碾碎,煎无灰酒调下五苓散,以除流注之寒湿,则肿毒可消。如大府闭而不通,此是风热内蕴,其右腮红紫,及右手三部脉浮而实滑,宜五和汤,或当归散、枳壳丸治之。其加减之法,尤在临机审处,若泥一方,非良医也。前证更宜间服排风汤。

瘰疬二十九

瘰疬一证,先贤名曰九漏。究其所因似热,稽考形状非一,不过随象命名。大概初发于颈项肌肉之间,未成脓者,从本引末,可使衰去,针之灸之敷之,从其所因而施疗。然小儿幼弱,岂堪针灸,但以服饵涂贴之剂为治。此疾多生于耳后及颈项两旁,初发止是一枚,次必连生,大小十数,缠绕项下,累累如贯珠。逐个先肿,作脓穿破,轻者可愈,重者难除。先穴漏脓,长岁不干,谓之漏项。原其得病之初,自足三阳感受风热,与血气相搏而成。治以百解散加当归散,水、姜、葱、灯心煎服;次用玄参饮及牛蒡汤、木通散、内消丸,与之宣热化毒;洗以槲皮散,涂用白及散、二香散,使气顺血行,脓干汁尽,则自愈矣。仍忌腥毒野味,其证不致再作。

五淋三十

巢氏《病源》曰:诸淋皆肾虚所致。肾与膀胱为表里,至水下入小肠,通于胞,行于阴而为溲。肾气通于阴,下流之道也。淋有五名,曰膏、曰冷、曰热、曰血、曰石,各具于后。

膏淋，见小便有肥脂似膏，而浮于小便之上，此肾虚不能制其肥液而下行也。

冷淋，先战栗而后小便，此亦肾虚而下焦受冷，冷气入胞，与正气交争，故小便涩而战栗。

热淋，下焦有热，热气传于肾，流入于胞，其溺黄多而涩，间有鲜血同来者。

血淋，热之极也。心者血之主，外行经络，内行脏腑，热盛则失其常道，心与小肠为表里，故下流而入于胞，则为血淋。

石淋，肾主水，水结则化为石，肾为热所乘，遇小便则茎中痛，不得流利，痛引小腹，则沙石从小便出，甚至塞痛，令人昏闷，遍身有汗而后醒，此痛之使然。盖五淋者，虽曰肾虚所致，然小肠为受盛之府，气通于膀胱；膀胱为津液之府，气通于肾。余化下流而不通，皆曰肾气不足，热入膀胱，水道涩而不利，出入起数，脐腹急痛，蕴作有时，或如豆汁膏血。并以《局方》五淋散下龙脑鸡苏丸，自然平愈。及香苣丸、补肾地黄丸，与之疏导补益为上。

有癃闭、遗溺二证，与淋不同。《内经·宣明五气篇》曰：膀胱不利为癃，不约为遗溺。盖癃者，乃内脏气虚受热，壅滞宣化不行，非涩非痛，但闭不通，腹肚紧满，宜用㕮咀五苓散，加木通、车前子煎服。遗溺者,乃心肾传送失度,小肠膀胱关键不能约束。有睡梦而遗者,有不知而遗者,皆是下元虚冷所致,亦因禀受阳气不足,用《三因方》家韭子丸治之,及参苓白术散、补肾地黄丸。然此证法当实土以存水,乃免渗泄之患,所谓补肾不如补脾是也。平胃散倍加益智仁锉碎,水、姜、枣、烧盐煎,空心温服。

又有阴阳二闭证。阴闭者,为冷湿乘虚入里,因而不通,名曰阴闭。以白芍药汤加南木香,水煎服;及用炒盐,以绢帕兜令带温熨脐四围;并投五苓散,入灵砂末,温盐汤空心调下,其效尤速。阳闭者,因暴热所逼,涩而不通,名为阳闭。以咬咀五苓散加车前子、灯心,水煎服;及木通散、玉露饮、益元散,皆可用之;或贴姜豉饼于脐上取效,不拘阴阳二证,悉能疗之;并投万安饮。

腹痛三十一

《内经·举痛论》曰:五脏卒然而痛者,何气使然?岐伯曰:经脉流行不止,环周不休,寒气入经则稽迟,泣而不行,故卒然而痛。盖小儿腹痛,有脏寒痛,锁肚痛,盘肠内吊痛,积痛,癥瘕痛,疝痛,癖痛,吊肾偏坠痛,寒疝痛,蛔虫动痛。诸痛不同,其名亦异,故不可一概论之。

脏寒痛,议附胎寒论后。

锁肚痛,一月内婴孩,忽乳不下咽,肚硬如石,赤如朱,撮口而哭,面青唇黑,手足口气俱冷是也。始因断脐带不紧,为风冷所乘,证亦危急。以白芍药汤、乌梅散、一字金投之。日久则难愈,更参考脐风证内议论。

盘肠内吊痛,议在夜啼论中。

积痛,腹中阴阴而痛,面黄不食,儿大者口吐酸馊气。先治积滞,后调脾胃,其痛自止。仍辨虚实和解,治法见前伤积论中。

癥瘕痛,乃久积所致,亦能成痞。此皆荣卫俱虚,外则感受风寒,内则过伤乳食,停滞既久,不能克化,故邪并于阴为癥,阴则专静,凝而不移。邪并于阳为瘕,假物象形,动而不息。盖此二证,若久而不治,亦成脾痞积,或两胁间有块如石,按之则痛,不按则轻;或面黄肌瘦,肚硬而胀,及有青筋,昼凉夜热,蒸潮无时,乳食减少,爱吃泥土;或大便酿泻,痛则身冷如冰。法当调脾养胃,用醒脾散、参苓白术散;磨积理痞,用化癖丸、三棱散、木香莪术丸;治酿泻,没石子丸、沉香槟榔丸。然此积滞之疾,非匕剂可疗,必须次第调理,则日久自然平复。

疝痛者,始则腹内一小长块,其硬如臂,从腰缠转,或左或右,良久痛甚,则见于皮下,不妨乳食。其证先因有疾，表解未尽，遽尔下之太过，气虚寒搏，郁结而成。法宜益气理虚，用参苓白术散、沉香槟榔丸、木香荗术丸为治；或间投白芍药汤加人参、茯苓，水、姜煎服。

癖痛者，癥瘕痃癖四证，大同小异，各有治法，惟癖证详论在前。

吊肾偏坠痛，论在阴囊肿证内，当理肾和气。

寒疝痛，即在疝证论中详备。

蛔虫动痛，口吐清水涎沫，或吐出虫，痛不堪忍。其疾因食甘肥荤腥太早而得，故胃寒虫动作痛。其虫吐来，或生或死。儿小者，此痛苦甚，亦致危难。先以理中汤加乌梅，水煎服，使胃暖不逆；次芦荟丸、使君子丸、化虫饮主之。有儿大者，面㿠白而间黄色，肉食倍进，肌体消瘦，腹中时复作痛。此有血鳖蛔虫杂乎其间，以二圣丸下之。

又有胃受极寒极热，亦令虫动，或微痛，或不痛，遽然吐出，法当安虫为上，若以治虫，反伤胃气，固不可也。因寒而动者，用理中汤加乌梅，水煎服；因热而动者，用㕮咀五苓散，亦加乌梅，水、姜煎投。

丁奚三十二

丁奚者，亦久积成疳之证，皆因饮食过伤于脾胃。

脾胃虚,不能磨化饮食,饮食渐减,无以生其气血,面白色惨,潮热往来,腹大而多青筋,手足如筒,颅囟开解,颈项小而身黄瘦。先投万应丸;次参苓白术散,早晨一服,与养胃气;及醒醐散,进食;食后下乌犀丸三粒至五粒,助脾化食。此即用迎夺之法。间投醒脾散、沉香槟榔丸、木香莪术丸,次第调理。有渴泻腹痛,千金膏自好;若脾气稍和,饮食渐进,再以化癖丸、快活丸常服,或用乌犀丸略下二三行,匀气散止补;有寒热往来,柴胡饮主之;腹胀,投南星腹皮饮;有余热,麦芽、柳枝煎汤调三解散;有虫,下使君子丸。故斯疾得之非一朝一夕,然施治之法,亦须渐渐令其平复。欲求速效,则为难矣。凡鸡、酒、羊、面、鱼鲊、甘甜、生冷、毒物,宜忌之。

哺露者,亦由乳哺不节,损于脾胃。脾胃损而饮食减,形容羸瘦,则脏腑之气不能宣通,时间有热,谓之哺露。此候与丁奚相去不远,但食多吐逆,脏气虚冷,而泄泻无度,粪中有虫。治法同前丁奚证药,惟加养脏汤服之。

口疮三十三

口疮一证,形与名不同,故治法亦异。有发于未病之前,有生于已病之后,大抵此疾不拘肥瘦。有血气盛者，又加将养过温，或心脾二经有热，或客热在胃，熏逼上焦，而成其疮。此为实证，宜宣热拔毒，使无炎炽，自然作效。可用当归散加升麻、干葛、黄芩，水、姜、葱、灯心煎服；及投牛蒡汤、拔毒饮、木通散；点以消黄散。

若口内白烂于舌上，口外糜溃于唇弦，疮少而大，不甚为痛，常流清水，此因脾胃虚热上蒸，内已先发，而后形于外。宜百解散疏表；当归散，水、姜、枣煎服，和胃气，理虚热；次投牛蒡汤、三解散；涂以绿袍散，立效。饮黄金散，或投天竺黄散、地黄膏。

若疮生于口角，是脾有积热，才开口则燥痛，饮食多难，甚至再有外风吹着，便觉拆裂，微有清血，谓之燕吻疮。治法同前药饵。轻者用甑盖上炊流汁涂之亦验。

有口唇下成小片赤烂，此因饮食腻汁，淋漓不洁。盖以婴儿皮肉脆嫩，浸溃成疮，及有风热乘之，名曰承浆疮，又谓之疳蚀疮。其所因者一也，治法同前证内药剂。

有无故口臭糜溃，而不成疮，或服凉剂，或涂末药，不能疗者，此名元焦。故叔和《脉诀》云：阴数脾热并口臭。是脾家有虚热上攻于口，宜服回阳散，儿大者用黑锡丹，早食前新汲井水入盐少许调匀送下，与正元气；及参苓白术散、调元散服之；以立效饮、黄金散干点溃烂处，或用蒸蜜同熟水调点舌上，令其自化，咽下无妨，诚良法也。仍忌毒物。

诸疮三十四

《内经》曰：诸痛痒疮疡，皆属心火。火郁内发，致有斯疾。盖心主乎血，血热生风，热郁内甚，递相传袭，故火能生土，血注阳明，阳明主肌肉，风热与血热相搏，发见皮肤，其名不一。有黄脓而白者，土生金，母归子也。始生微痒为热轻，肿痛溃烂为热极，血凝化水，气滞成脓，甚至寒热作而饮食减，尤为可虑。宜宣泄风毒，凉心经，解胃热，用当归散加黄连、升麻、干葛，水、姜、葱、灯心煎服；及三解散、牛蒡汤、木通散间服；涂以四黄散、一抹金。

若头上散生成片，常常燥痒，毛发稀少，有类白屑，此因积热上攻，名曰秃疮。疮虽生于头，世人只知以药外敷得愈，不逾旬月，其疮又发。何为而然？盖头者诸阳所会之处，《洪范·五行》：火曰炎上。热毒上攻，两阳相灼，故疮生于头。法当解陈莝之积热，导心经之烦燎斯可矣。宜百解散倍加五和汤，水、姜、葱、灯心煎服；次连床散涂之，及四黄散亦好。

有遍身糜溃成片，甚至烦躁，衣不可着，盖因风火内郁于阳明，流毒于外，名曰风热疮。用百解散加五和汤，入何首乌、荆芥、白芷，水煎服；及牛蒡汤、当归散、木通散、五黄汤，疏涤肠胃，解散风热，其疮自愈，不致再生；外则涂以四黄散，或连床散亦佳。

若见满头连额有痂如癞，或成黄脓，即是惊风积热久滞在里，至上熏于头皮，名胎风疮，俗曰甜疮。亦以百解散先和表；次水晶丹去积疏风，或用乌犀丸与之宽利，匀气散止补；然后涂以连床散、四黄散；或投消毒饮，自然获安。更随禀赋虚实疗之。

应汤火疮，先用羌活散发表，次以玄霜膏涂之即效。

目疾三十五

纯阳之子，始生旬月，忽两目俱红，弦烂涩痒成翳。此因在胎，为母感受风热，传于心肝而得。先以百解散加当归散，水、姜、灯心煎服；次导赤散及牛蒡汤加黄连、木贼、蝉壳，水煎服自效。

有热极夹风，则目赤肿痛，昼夜不开，惊啼不已，先用九仙散，水、姜、葱煎投；次三解散，温米泔水调下；及点以黄连膏。

若豆疮之后，眼生翳障，昏涩流泪，或浮肿不开，此豆疮余毒攻肝,投百解散,少加五和汤,水、姜、灯心煎服;次用牛蒡汤解之;洗以黄金散,及多投柿煎散。

有豆疮后眼中成翳,或大或小,无非余毒使然,亦用牛蒡汤及甘桔汤,加蝉壳、白蜜,水煎服;次以金波散、黄金散无时频洗;更详虚实为治。并羌活散加薄荷、谷精草、白菊花,水、灯心、姜皮煎投;间以糖煎散服。

若天行时证,暴赤肿痛,昼夜苦甚,久则昏朦,治法先以九仙散解表,次小柴胡汤去半夏,加大黄、薄荷、竹叶、生地黄,水煎服;并投草龙胆散,及点用黄连膏,贴以清凉膏。

有孩儿胃气衰虚,脾气实盛,眼胞赤肿,羞涩不开,遽投苦寒之剂以退赤肿,反伤脾胃,不吐则泻,或四肢微冷,复以温药调治,则目疾转加,宜先用咬咀五苓散,水、姜、灯心煎服;次投泻黄散自愈。

有心脾蕴热经久,及肝受邪热,致两目羞明,眼胞浮肿,微有紫色,大府闭或流利,小便涩或通顺,先以百解散发表,次投明目饮,自然平复。仍忌酒、荤三五日。

有小儿薄劣,多致尘埃入目,揩摩成肿,发热作痛,啼哭不已,宜用辟尘膏治之,立效。

丹毒三十六

《经》云：赤紫丹瘤，皆心火内郁而发，赤如丹砂，故名丹毒。心主血而火性热，血热相搏，阴滞于阳，即发丹毒。心虚寒则痒，心实热则痛。自腹生出四肢者易治，自四肢生入腹者难疗。先用百解散表之；次以当归散加连翘、荆芥，水煎服，及牛蒡汤加炒麻仁研碎同煎，与宣热拔毒；其次赤葛散。或初用化丹汤亦好。

有身上发时亦如前证，不甚燥痒，但见出浮于遍体，神昏不悦，名阴湿毒证。先以冲和饮加南木香，水姜煎服；次用当归散、雄黄散。然此二证，不问赤白，若入腹入肾，多致为害，不可轻视如常，自取困尔。

重舌三十七

凡患此证，是脾与心肝屡受极热。有所谓重舌、木舌，又谓之舌黄、鹅口。名虽异，皆热也。大抵重舌生于舌下，挺露如舌，故曰重舌。然脾之络脉系舌旁，肝之络脉系舌本，心之络脉系舌根，凡此三经，或为湿热、风寒所中，则舌卷缩，或舒长，或肿满。宜消黄散、绿袍散主之，及当归散、羌活散与服。

木舌者，舌肿硬而妨乳食，此为风热盛也。以当归泻黄散、玉露饮，皆可服之；次消黄散点擦舌上。盖舌者心之官，心热则生疮破裂，肝壅则血出如涌，脾闭则白胎如雪；热则肿满，风则木强，口合不开，四肢壮热，气喘语涩，即其候也。治法凉解上焦及心肝脾三经邪热，疏风化痰。初用百解散加五和汤，水、姜、灯心煎投；次以牛蒡汤同当归散，入生地黄，水姜煎服。

鹅口者，始生婴儿，自一月之外，至半岁以上，忽口内白屑满舌，则上腭戴碍，状如鹅口，开而不合，语声不出，饮食多艰。亦因感受热毒，停积于脾，故上蒸于舌。至极时药不能顿治，急以绢线札针嘴，约以粟谷长，刺破舌上下小疱如芥子大，见黄水清血微出即减；方投前证内药同服；及以朱砂膏、地黄膏调化涂点舌上，咽下无妨。或消黄散亦好。

五软三十八

戴氏论：五软证名曰胎怯，良由父精不足，母血素衰而得。诚哉是言！以愚推之，有因母血海久冷，用药强补而孕者；有受胎而母多疾者；或其父好色贪酒，气体虚弱；或年事已迈，而后见子；有日月不足而生者；或服坠胎之剂不去，而竟成孕者，徒尔耗伤真气，苟或有生，譬诸阴地浅土之草，虽有发生，而畅茂者少。又如培植树木，动摇其根，而成者鲜矣。由是论之，婴孩怯弱，不耐寒暑，纵使成人，亦多有疾。爰自降生之后，精髓不充，筋骨痿弱，肌肉虚瘦，神色昏慢,才为六淫所侵,便致头、项、手、足、身软,是名五软。治法用调元散、补肾地黄丸渐次调养,日久乃安。若投药不效,亦为废人。

有小儿体肥容壮,不为瘦瘁,忽然项软倾倒,此名下窜。皆因肝肾气虚,客邪侵袭风府,传于筋骨,故成斯疾。盖肝主乎筋,肾主乎骨,筋骨俱弱,则项软垂下无力,又名天柱倒。与五软相类不远,治同前药。

有解颅一证,其囟缝不合,此肾气不足。肾主骨,而脑为髓海,肾气不足,则脑髓不满,故不合也,名曰解颅。凡得此候,不及千日之内,间有数岁者,偶因他疾攻激,遂成废人。若气色精明,能饮食者,多服调元散、补肾地黄丸,旬月内颇见效者,次第调理,或有可治。若投药后如故,亦难疗矣。

世言囟肿,皆以为热,殊不知有阴阳二证,切宜详辨。坚硬为阴,红软为阳。故《婴孩宝书》云:寒气上冲则牢鞕,热气上冲则柔软。正此之谓。若阴证,以匀气散、理中汤主之;阳证,用玉露饮、当归散、防风汤为治。

有囟陷者,虚之极也。胃气虚寒则囟陷,慢惊中有之。胃寒脾困吐泻者为虚极,急以金液丹、固真汤及诸救元等药治之,外则贴以乌附膏。

有后枕陷者,其证尤重,治法与囟陷药同。不效亦为难疗，此大虚极，百无一活耳。

诸汗三十九

汗者心之液，故叔和心脏歌曰：液汗通皮润，声言爽气清。盖人之气血，犹水火也，平则宁，偏则病。阴虚阳必凑，则发热自汗；阳虚阴必乘，则发厥自汗。小儿脾虚自汗，多出额上，沾粘人手，速救胃气，全蝎观音散用姜、枣煎汤调服，及沉香饮为治。

脾虚泻自汗，遍身冷而出，有时遇泻则无，泻过即有。此候大虚，急当补脾，投益黄散、参苓白术散、附子理中汤。

肺虚自汗，其候右脸色多㿠白，肺脉按之无力。盖久因咳嗽，连声不已，痰少不活，乃肺经虚气上壅，致令汗出。宜用补肺散为治，及以藿香饮调脾，此又益母救子之义也。

慢惊自汗，遍体俱有，其冷如冰。此证已危，金液丹、固真汤主之。

有实证自汗，外因感冒风邪发热，无问昏醒，浸浸汗出。当救表解肌，用百解散，水煎服；或间投五苓散，温白汤调下。

有小儿无疾，睡中遍身汗出如水，觉而经久不干，此名积证盗汗，脾冷所致。用三棱散，水、煨姜煎服；

次投益黄散、参苓白术散。

有时时冷汗微出，发根如贯珠，面额上淯淯然，此为惊汗证。宜镇惊丸或琥珀抱龙丸，及茯神汤加麻黄根，水煎服取效。

有夜睡中而汗自出者，名曰盗汗。巢元方论云：病因睡寐中而身体汗流，此因阳虚所致。久不已者，令人羸瘠枯瘦，心气不足，津液妄出故也。用茯神汤加黄芪、水、姜、枣、烧盐煎服。

黄证四十

凡黄病者，不可一概而论，标本不同，证治亦异。故《婴孩宝书》云：黄病皆因胃热所为。由是观之，乃脾胃气虚，感受湿热，郁于腠理，淫于皮肤，蕴积成黄，熏发于外，故有此证；或脾胃虚弱，内因癖攻之而成。然疳泻亦主皮黄发竖，肚大青筋，肌肉消瘦，外无色泽，身必发黄，此又本于疳病而作，致有是证。治法，若感湿热而得，身黄如烟熏之色，以㕮咀五苓散加麻黄，水、姜煎投，汗之即愈；或用茵陈蒿汤调下五苓散亦好。

若得于疳癖者，其形如黄土相类，以醒脾散、化癖丸醒脾快胃，磨积理疳。胃气既和，饮食倍进，运化精微，荣养百骸，灌溉脏腑，五色各见于本部，精华乃形于面貌,其黄自除。

有婴孩生下,便见遍体俱黄,惟两目弦厚如金色,身发壮热,名为胎黄。皆因未产之前,母受极热而传于胎,故有其证。乳母宜服生地黄汤,使药入于乳,令儿饮之,必获安矣。

失血四十一

小儿九道出血,何为而然?盖人之所有者,血与气也。心者血之主,肺者气之主。气主呴之,血主濡之,荣养百骸,灌溉孙脉,升降上下,荣卫谐和,自然顺适。一或不调,疾由生矣。或外为六淫所浸,内因七情所汩,气乃留而不行,血乃壅而不濡,内外抑郁,不能流注以荣于身,必有妄动之患。叔和以芤脉为失血之义,在七表属阳故也。阳明主乎多气多血,未有不因热而得。盖气血俱热,毒郁内逼,失其常度,是以妄行。

有在褓襁患此证者,因非七情所伤,皆因乳母执着,不自宽释,及啖辛辣之味,流于乳络,儿饮之后,停滞不散,郁蒸于内,亦能动血。又或居重帏暖阁,火气熏逼,不令常见风日,积温成热,热极则涌泄,或吐或衄,或大小府亦多血来者。

有气出而邪热乘之,则血不得循流故道,渗于诸经,亦生走失之证。其面㿠白,脉沉微,血淡紫,口气缓是也。

又况婴孩脆弱,易虚易实,因热内攻,血随气行,或壅而上逆,或下而忘返,遂有吐血、衄血、泻血、溺血之证。然而血不自动,因气使之;风不自生,因热而起。由是而论,可以类推。治法先明虚实,审得病源,随经施治,药饵无差,则不失其机要。

实则小柴胡汤,加生地黄、丝茅根,或苦参亦好,并用水煎服;或㕮咀五苓散合五和汤,亦加丝茅根、苦参,水煎;及投消毒饮。次用《局方》鸡苏丸、三黄丸间服。虚则理中汤,及人参芎归汤,皆可服。

间有医者,见其血盛,以为热极,过投凉剂,遂使血寒,不能归源而妄流,其色紫黯而凝滞,或成小片。当服姜、附之剂以温之,自然流畅,毋致妄行为佳。

不内外因四十二

愚尝论十岁以上小儿,饮酒啖热,因热动血,醉饱掀搦,胃脘吐血,甚至鼻口俱出,此非内因外因之使然,乃自取过耳。治法先用百解散去桂,加黄连,水、葱、灯心煎服,疏利热毒;次以小柴胡汤加生地黄或藕节,水、姜煎下,定吐止血,其证自除。

有长成小儿,偶因他物自伤,或戏走失足,触损两目,血胀肿痛,昼轻夜重,投速效饮即快。仍忌鸡、酒、羊、面三五日,庶易瘥也。有因饮食中误吞骨鲠,吐不出,咽不下,气郁生痰,痰裹其骨,内则作痛,外则浮肿,啼声似哑,亦为可虑,投备急散取效。

有孩儿贪劣,因弄刀锥,或乘高堕地,致伤皮破血出。轻者先用桃花散敷之,仍服活血散以匀其血,毋使作脓溃烂肌肉。

有仅十五岁者,恃其血气方刚,惟务驰骋,多致落马堕车,或斗很跌折肢体,一切损证,及毒虫恶兽所伤,此又世医各有专科,兹不繁引。

小儿常安四十三

康节曰:与其病后求良药,不若病前能自防。然致疾之始,必有所因。大凡幼稚,要其常安,在乎谨寒暄,节饮食,夫复何虑?

每见婴孩目有所睹,心有所欲,但不能言,惟啼泣而已。父母不察其详,便谓饥渴,遽哺之以乳食,强之以杂味,不亦多乎?有数岁者,娇惜太过,不问生冷、甘肥、时果,听其贪食,岂能知足?爱之实以害之,遂伤脾胃,不吐则泻,或成疳积浮肿,传作异证。此则得于太饱之故。

有遇清朝薄暮,偶见阴晦,便加以厚衣重衾,或近于红炉烈焰,又且拘之怀抱,惟恐受冷;及长成者,所爱亦复如是。遂致积温成热,热极生风,面赤唇红,惊掣烦躁,变证多出。此乃失于太暖之故。

殊不知忍一分饥,胜服调脾之剂;耐一分寒,不须发表之功。余故曰:孩提之童,食不可过伤,衣不可太厚。此安乐法也,为父母者,切宜深省。

拾　　遗

论小方脉数差殊一

宣和御医戴克臣侍翰林曰:得叔和《小儿脉诀》印本二集。一本云:呼吸须将六至看。一本云:呼吸须将八至看。遂与内台高识参详字义,审察至数,就诊五岁儿常脉,一息六至者是,八至者非。盖因镂板之际,误去六字上一点一画,下与八字相类,致此讹传。迨与卒以学易,作五十以学易之误是也。尝考默庵张氏《脉诀》,亦云:小儿常脉,一息只多大人二至为平。即六至也。然一呼一吸之间,六至明矣。不然,姑俟来者考之。

辨药病不相主对二

郑氏:议古人医书,不能无失。如钱氏治慢惊用栝楼汤,与病不相主对,是谓之失。以愚观之,所传药性,医者之通晓,纵有前证,未必肯用,但不容不讲明耳。殊不知钱氏既没之后,其书成于仕路,故人阎孝忠编集刊行,屡经异代;况钱氏儒医,名闻朝野,施治之法,如珠在贯,未尝少差。郑氏所指慢惊误用栝楼汤,然本方下明载治肺热涎盛,非为慢惊之设,阎孝忠岂不知此?其或居官录梓之日,失于参考,讹传此剂,致有前议。今历年已远,卒难校正。若论五脏补泻之妙,却无瑕可指;及诸杂方有功于世,不为不多。《直诀》一书信不诬矣。

治豆疮不应疏利三

张氏治小儿豆疮法:若才觉是其证,便当疏利。又云:若才见出时,皆不可疏利。自立两说,遂使后人多生疑惑,以何为当?此张氏之论当别矣。刘茂先曰:婴孺豆疮一证属里,首尾无下法,若下之则里虚,毒气何由发泄?必至传变。大要爱护,庶获全安。此茂先之言是也。然后学不可执一而取,当择其善者而从之。亦有孩儿禀赋素实,豆疮出见,遍体红壮光泽,饮食快顺,无外证,自然效速。如俗用符水神药,皆非良法,慎勿轻信耳。

评非时用附子大黄四

前贤议曰：小儿证候，最易虚易实，要施治得宜。如隆暑戒用附子，隆寒戒用大黄。若用之，是实实虚虚，损不足而益有余。此亦理到之论。以愚评之，拘一法者，不足以善兵；泥一说者，不足以善学，在乎通变而已。记尝城居，侯自牧次子五岁，盛夏泄泻，面垢烦渴，耳尻冷，惊悸多，诊其心肝脉浮而洪大，脾肺脉虚而细数。予曰：面垢渴泻，脉虚细数者，此中暑也；惊悸发热，耳尻俱冷，心肝脉洪大者，此豆疮欲作也。先服黄连香薷散，解利暑气；续投陈氏异功散，再加附子，与之实脾。二日泻止，三日疮见，不旬余而收全功。此隆暑用附子之效也。又本路总管杨侯幼子四岁，腊月得患惊风搐搦，诸医调治，前证俱解，但神昏不食，四肢微冷，已五日矣。前医用醒脾助阳之药，不一而足。余诊六脉，独脾脉沉滑，余脉微缓。脾脉沉而滑者，此积蕴在脾，乃为脾约，当主大便不利，非阴厥也。彼曰：然。遂用泻黄散加大黄，水煎并三服。大府一通，神气清而饮食进，随获安可。此隆寒用大黄之功也。用药如用兵，当用岂容自己？如五月渡泸，雪夜平蔡，何待秋高马肥而后为之。若拘以四时取用，则兵药无成功矣。愚不敏，历医五十余载，凡调理旬月外婴孩有病，所用寒凉温燥之剂，必先明标本，辨虚实,然后处之以药,屡试辄效。此特又在察色听声,心诚求之而得,非假脉取。三岁之上小儿,以色合脉,尤其为妙。尝用已验活法,拯疗诸疾,危而复安者多矣。姑以杨、侯二家疑难之证详述于前,非矜能也。

明小儿四证八候五

四证者,惊、风、痰、热是也。八候者,搐、搦、掣、颤、反、引、窜、视是也。搐者,两手伸缩;搦者,十指开合;掣者,势如相扑;颤者,头偏不正;反者,身仰向后;引者,臂若开弓;窜者,目直似怒;视者,睛露不活。四证已备,八候生焉。四证既无,八候安有?专是业者,可不究心及此?脉病证治,明有条类。大抵婴孩得疾,如火燎原,扑之在微,不致有延蔓之盛,疗病亦然。若初觉是受惊伤风发热,便与疏解,何患有传变之误?所谓间门之盗,不可以固留;逆流之水,不可以顺决。此有疾在谨初之意也。

治暑风用药次序六

衡州万户张侯寓屯田日,长子三岁,六月得患不语,手足卷缩,已经二旬,命余至彼。诸医议论不一。观外形面垢有热,气促流涎,口眼㖞斜,不省人事;次则手足俱冷而卷缩,身臂反张。诊六脉沉按而取,独心肝脉虚而细数，余脉缓弱。余曰：面垢，色脉细数，此因中暑感风，前贤所谓暑风者是也。手足冷缩而不伸，或服凉剂太过，寒之使然。若手足温，其效自速。愚以治法分阴阳，顺乎气，五苓散加宽气饮，姜汁沸汤调下三服，其证稍慢；次疏风和荣卫，百解散加荆芥、人参、当归，水、姜煎投；随以温灰汤浇洗手足，药一服，洗一次。至八九次，手足温则血活，血活则筋舒，筋舒则手足运动如常。余热未除，消暑清心饮主之；声音不全，二圣散取效；调理惟用万安饮。恰九日，前证俱减。张侯曰：此子更生，端藉药力，不敢忘也。因笔漫记，后有是证，仿此活人，亦方便心矣。

为医要量大见高七

元贞乙未春，有王千户来自广西，安船河下，一子仅二周，患头痛，服药针灸不效，召以诊视。色脉俱好，惟额上微红，以手法验之，大哭泪下。其母怒而见绐，愚亦置之勿论，但究心以病为事，再问当间得证之因。千户云：初在静江，大风吹篷扑着，便不快。予曰：此疾若令细揣头上，便知其证。彼诺之，遂遣家人出外探亲。其父自抱手揣之，果有小篾签刺在囟上皮下，即篷签也。以酥油润透，用摘镊取出，痛定即安。若初以匹妇饶舌而退，则及幼之心不溥矣。后之医流,倘见婴孩色脉好而病者,用药不应,必有他故,宜究心推原,切勿拘泥可也。

遇诸途救治惊风八

大德戊戌夏,因干出郭,至五里外,见有夫妇二人,抱子而哭于道旁。问之,答曰:入城探亲,三岁孩儿,忽得惊风,不省人事。观其面青黯色,目闭神昏,诊之六脉全无,按太冲脉沉而微有。余顾曰:毋虑,此子可救。且左右竟无人家,遂于路侧拾得破碗半边,有姜小块,细嚼捻汁碗中,用五苓散、苏合香丸、宽气饮浇水调和灌下,十数次方觉气回,声出目开,自此苏矣。漫附卷末,同志鉴之。

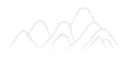

卷下　信效方

汤散门

汤　类

日生汤一　治吐泻痢后,将传慢惊慢脾,神昏脉弱,饮食不进,睡露扬睛,昼轻夜重,急宜投解。

北南星一两,锉破,瓦器盛,东壁土同醋煮少时,滤干切片,焙　人参去芦　冬瓜子仁打碎,各五钱

上件㕮咀。每服二钱,水一盏半,姜三片,慢火煎七分,候温,无时少与缓服。投之急必吐。

此后应诸汤散丸剂,所述服药次序,不过言其大略。然煎煮调化,分数汤使下法,尤在临时量儿大小,以意加减。或多或少,随病轻重用之。余皆仿此,不再繁引。

牛蒡汤二　主伤风发热烦躁,鼻塞气喘,痰嗽惊啼;及诸疮赤紫丹毒,咽喉肿痛。

牛蒡子三两,略炒,研碎　大黄一两半　防风去芦　薄荷去老梗,二味各一两　荆芥去根老梗,四两　甘草一两一钱半

上件㕮咀。每服二钱,水一盏,煎七分,无时

温服。

黄芩四物汤三 理诸疮丹毒，赤瘤燥痒。

黄芩一两 当归酒洗 生干地黄 赤芍药 川芎四味各半两 何首乌去粗皮 草乌炮去皮 玄参三味各一钱半 甘草六钱 薄荷叶二钱

上件㕮咀。每服二钱，水一盏，煎七分，无时温服。

芪归汤四 治小儿禀赋素弱，豆疮出不快者；及肝虚目视不明。

黄芪一两，蜜水涂炙 当归酒洗，焙干 白芍药 川芎三味各半两 甘草三钱，炙

上件㕮咀。每服二钱，水一盏，煎七分，无时温服。

枳实汤五 主伤风伤寒，胸满气促，咳嗽不活，食多夹痰吐出。

枳实去瓤，锉片，麦麸炒微黄 赤茯苓去皮，二味各半两 甘草六钱 半夏七钱，汤煮透，滤，仍锉，焙干 桔梗七钱半，锉炒

上件㕮咀。每服二钱，水一盏，姜二片，煎七分，无时温服。

小柴胡汤六 治伤寒温病，身热恶风，胸满胁痛，烦渴呕哕，小便不利，大便秘硬。能解表里邪毒，

痰嗽气喘。

柴胡_{去芦，二两} 半夏_{如前制} 黄芩 人参_{去芦} 甘草_{四味各七钱半}

上件㕮咀。每服二钱，水一盏，姜二片，枣一枚，煎七分，无时温服。或去枣，加薄荷同煎。

防己汤七 治感冒风湿之气，失于解表，流注两足疼痛，至两膝浮肿，不能屈伸，传成瘫痪。

防己_{去黑皮} 麻黄_{去节存根，功全表里。锉碎，汤泡滤过，焙干} 薄桂_{去粗皮，三味各半两} 赤芍药_{一两} 赤茯苓_{去皮，一两} 苍术_{米泔水浸一宿，去粗皮，滤干锉片，用火炒至微黄色，一两} 甘草_{炙，七钱半}

上件㕮咀。每服二钱，水一盏，姜二片，葱一根，煎七分，空心热服。或入薤白同煎。

防风汤八 治急惊后，余热未退，时复手足搐搦，心悸不宁；及风邪中入肺经，两目视人，开眨不常。

防风_{去芦} 川芎 大黄 白芷 黄芩 甘草_{六味各半两} 细辛_{去叶，二钱} 薄荷叶_{二钱半}

上件锉焙为末。每服一钱，用温汤无时调服。

知母汤九 治齁鮯气喘，痰鸣发热，咳嗽恶风。

知母 甘草_{二味各半两} 贝母 羌活 滑石_{别研} 大黄 小麦子_{五味各三钱} 麻黄_{如前制} 苦葶苈 诃子肉_{三味各一钱半} 薄荷_{去梗，二钱}

上件㕮咀。每服二钱,水一盏,姜二片,煎七分,无时温服。

白芍药汤十 治冷疝腹痛,及误汗误下,即坏证伤寒是也。并宜先服,次投对证之剂。

白芍药一两半 泽泻去粗皮,七钱半 甘草三钱,炙 薄桂去粗皮,一钱半

上件㕮咀。每服二钱,水一盏,煎七分,空心温服。误汗误下,加人参、南木香各二钱;脐下痛,入生姜及盐同煎,加钩藤亦好。

茯苓厚朴汤十一 主伤寒伤风,夹痰呕逆,并吐泻后,喉涎牵响,饮食减少,脾胃气虚。

白茯苓去皮 半夏如前制,二味各七钱半 甘草三钱,炙 厚朴五钱,去粗皮,锉碎,每一斤用生姜一斤薄片切烂,杵拌匀,酿一宿,慢火炒干用

上件㕮咀。每服二钱,水一盏半,姜三片,煎七分,无时温服。或加枣一枚去核同煎。

茯神汤十二 治心气不足,虚而惊悸,日常烦哭;及婴孩生下,羸瘦多惊。宜子母同服,自然有效。

茯神去皮、木根,一两 人参去芦,半两 甘草炙,二钱 当归去芦、尾,酒洗,半两

上件㕮咀。每服二钱,水一盏,煎七分,无时温服。有微热烦躁,入麦门冬去心同煎。

守中汤十三 理春夏相交,阴湿气重,中伤脾胃,致腹痛泄痢,经久不止,渐传手足浮肿,饮食少思。

桔梗去芦,锉炒 苍术如前制,二味各一两 白姜四钱,炮 甘草六钱,炙

上件锉焙为末。每服一钱,空心沸汤调服。㕮咀水煎亦可。或用姜、枣。

泻肺汤十四 即泻白散 主伤风后,五心烦热,咳嗽喘促,唇红颊赤,发渴引饮。

桑白皮锉炒 地骨皮净洗,焙干,二味各二两 甘草炙,三钱

上件㕮咀。每服二钱,水一盏,粳大米百粒,煎七分,食后临卧温服,或不拘时。

五和汤十五 主宣利脏腑积热,调和荣卫。

当归酒洗 赤茯苓去皮,二味各半两 甘草炙 大黄 枳壳水浸润去壳,锉片,麦麸炒微黄,三味各七钱半

上件㕮咀。每服二钱,水一盏,煎七分,无时温服。

养脏汤十六 主生津益气,温肠止痢。

人参去芦 甘草炙,二味各二钱半 白芍药 白术二味各半两 南木香 肉桂去粗皮,二味各一钱 罂粟壳去蒂锉碎,蜜水炒 肉豆蔻 诃子肉三味各一钱半

上件㕮咀。每服二钱,水一盏,姜二片,枣一枚,

煎七分,空心温服。或入仓米同煎。

贝母汤十七　主百日内婴孩咳嗽有痰。

贝母一两　甘草半炙半生,二钱

上件锉焙为末。每服一字或半钱,用陈大米煎汤,空心调服。痰盛,姜汤调下。

固真汤十八　主吐泻痢后,胃虚脾慢,四肢口鼻寒冷,沉困不省人事。

人参去芦　附子汤浸,炮裂去皮　白茯苓去皮　白术四味各二钱半　山药去黑皮　黄芪蜜泡涂炙　肉桂去粗皮　甘草湿纸裹,煨透,四味各三钱

上件㕮咀。每服二钱,水一盏,姜三片,枣一枚,煎七分,空心温服。或无时。

生地黄汤十九　治胎黄。乳母服,婴儿亦可少与含咽。

生干地黄　赤芍药　川芎　当归酒洗　天花粉五味各半两

上件㕮咀。每服二钱,水一盏,煎七分,无时温服。

姜橘汤二十　治脾慢胃冷,呕吐不止。

白姜二钱,炮　陈橘皮去白,一两　粉草炙,三钱

上件锉焙为末。每服半钱或一钱,用温枣汤调化,空心少与缓服。

理中汤二十一　　主温脾暖胃,冷吐冷泻,及治气虚中寒腹痛。

人参_{去芦}　白术_{二味各一两}　干姜_炮　粉草_{炙,二味各二钱半}

上件锉焙为末。每服半钱或一钱,用温白汤空心调服。

桂枝汤二十二　　治太阳中风,阳浮而阴弱。阳浮者热自发,阴弱者汗自出,啬啬恶寒,翕翕发热,鼻鸣干呕者。

桂枝_{去粗皮}　芍药_{二味各一两半}　甘草_{一两}

上件咬咀。每服二钱,水一盏,姜二片,枣一枚,煎七分,不拘时温服。

麻黄汤二十三　　治伤寒头疼发热,身痛无汗喘满;又治太阳病脉浮紧,无汗发热身痛,八九日表证不解者。

麻黄_{去根节,一两半}　桂枝_{去粗皮,一两}　甘草_{半两}　杏仁_{三十五粒,汤泡去皮}

上件咬咀。每服二钱,水一盏,煎七分,无时温服。

独活汤二十四　　治惊瘫鹤膝,及中风湿,日久致腰背手足疼痛,昼轻夜重,及四肢痿痹不仁。

川独活_{黄色如兔眼者佳,半两}　当归_{酒洗}　白

术 黄芪蜜水涂炙 薄桂去粗皮 川牛膝酒洗,五味各二钱半 甘草炙,三钱

上件㕮咀。每服二钱,水一盏,姜二片,薤白一根,煎七分,空心热服。或无时。

五黄汤二十五 主解利遍身痈疖恶核发热,及丁黄肿毒丹瘤。

黄芪一两,生用 黄连 黄芩 黄柏 大黄四味各二钱半

上件㕮咀。每服二钱,水一盏,蜜一大匙,煎七分,无时温服。

化毒汤二十六 解风热上攻,咽喉肿痛,饮食不便。

桔梗锉炒,半两 薄荷叶 荆芥穗 甘草三味各二钱半 山豆根取净皮,一钱半 牙硝 硼砂 朴硝 雄黄 朱砂五味各二钱

上前五味焙为末,后五味入乳钵细杵,同前药末一处,再杵匀。每用一字至半钱,干点舌上化下;或以温汤浓调,少与含咽亦可。

青木香汤二十七 治小儿阴茎无故而肿或痛缩。初因阳明经有风热,温气相传,所以如是。法当宽此一经,其证自愈。盖阳明受病,不能养其宗筋故也,宜服之。及咳嗽痰喘气促。

青木香_{去芦}　枳壳_{如前制，二味各半两}　甘草_{二钱半}

上件㕮咀。每服二钱，水一盏，煎七分，无时温服。

排风汤二十八　治中风狂言，失音不语，精神昏困，惊瘫鹤膝等证；及肿疾才愈后，偶感外风，满面遍体虚浮，并宜可服。

白鲜皮　白术　白芍药　薄桂_{去粗皮}　防风_{去芦}　川芎　当归_{酒洗}　杏仁_{汤泡，去皮尖}　甘草_{炙，九味各半两}　川独活　麻黄_{去根节}　白茯苓_{去皮，三味各七钱半}

上件㕮咀。每服二钱，水一盏，姜二片，煎七分，无时温服。

中和汤二十九　此药大能通和表里，温养脾胃，匀调气血，顺正阴阳，发散风寒，辟除腥秽。善使豆疮易出易收，不致倒靥黑陷，传变危急。兼治遍身痈疖已溃未溃，排脓止痛，自然消释。常服清神驻颜，明目健脾，真元益固，邪气无干。

人参_{去芦}　厚朴_{如前制}　当归_{酒洗}　防风_{去芦}　白芷　肉桂_{去粗皮}　桔梗　川芎　白芍药　沉香　檀香　乳香　藿香叶　紫苏叶　黄芪_{蜜水涂炙}　甘草_{十六味各半两}

上件㕮咀。用无灰酒四两,重拌匀晒干,天阴略焙。每服一钱,水一盏,煎七分,无时温服。

人参甘桔汤三十　感冒风热,火气熏逼;豆疮蕴毒上攻,咽喉肿痛;痰气不顺,咳嗽失音,饮食减少,并宜治之。

人参去芦,半两　桔梗锉,用蜜水浸透,一两　甘草半生半炙,三钱

上件㕮咀。每服二钱,水一盏,煎七分,无时温服。风热,加荆芥、杏仁煎;豆疮后目生翳膜,用蝉壳净洗、去嘴足同煎;咽痛,入硼砂末煎,去渣无时含咽。

人参芎归汤三十一　治九道血妄行。

人参去芦　川芎　当归酒洗,三味各半两　荆芥二钱半

上件㕮咀。每服二钱,水一盏,煎七分,无时温服。

五拗汤三十二　治感风湿,及形寒饮冷,痰嗽咳逆,连声不已。

麻黄不去根节　杏仁不去皮尖　荆芥不去梗　桔梗四味各五钱,用蜜水炒锉用　甘草二钱半

上件㕮咀。每服二钱,水一盏,煎七分,无时温服。

六和汤三十三　治心脾不和，气不升降，霍乱吐泻，咳嗽胸满，头目疼痛，嗜卧倦怠；并阴阳不分，冒暑伏热，烦闷成痢；中酒作渴，心逆畏食。

人参去芦　缩砂仁　甘草炙　杏仁汤泡去皮尖　半夏如前制，五味各一两　香薷　厚朴如前制，二味各四两　白扁豆炒熟锉去壳，一斤。用生姜一斤碎切烂煮拌匀，酿经一宿，焙干　藿香　赤茯苓去皮　木瓜各一两

上件咬咀。每服二钱，水一盏，姜二片，枣一枚，煎七分，无时温服。或入盐半字同煎。

黄芪六一汤三十四　治诸虚不足，烦躁惊悸目扬，身体软弱，不思饮食。

黄芪六两，蜜水涂炙　甘草一两，炙

上件咬咀。每服二钱，水一盏，枣二枚，煎七分，无时温服。

真武汤三十五　治伤寒诸疾后表里俱虚，烦渴有热，遍身汗出。

白茯苓去皮　白芍药二味各七钱半　白术　附子如前制，二钱半

上件咬咀。每服二钱，水一盏，姜二片，煎七分，无时温服。

牡蛎大黄汤三十六　治三五岁小儿感受温湿之气，侵袭膀胱，致阴茎肤囊浮肿作痛。

牡蛎用熟黄泥包裹,夹水煅透,出地上候冷用 大黄纸裹,水浸透,炮过候冷,二味各一两

上件锉、研为末。每服一钱,用无灰温酒空心调服。不能饮者,温汤调,少入酒同服。

坎离汤三十七 治虚喘昼轻夜重,食减神昏。

荜澄茄 石菖蒲二味各一钱 白术 白茯苓去皮 南木香三味各二钱 甘草炙 半夏如前制 紫苏子略炒杵碎,三味各四钱

上件㕮咀。每服二钱,水一盏,煎七分,无时温服。

清脾汤三十八 治诸疟久不瘥者,脾胃虚弱,形容憔悴。

厚朴如前制,一两 乌梅打破去仁 半夏如前制 良姜锉,用东壁土炒 青皮去白,四味各半两 甘草炙,三钱 草果炮去壳取仁,二钱半

上件㕮咀。每服二钱,水一盏,姜二片,煎七分,未发前并三服。仍忌生冷、油腻、时果、毒物。

麦门冬汤三十九 解斑疹热毒,头痛烦闷,狂渴妄语。

麦门冬去心 干葛二味各三钱 人参去芦 赤芍药 升麻 赤茯苓去皮 甘草五味各二钱 石膏末五钱

上件㕮咀。每服二钱，水一盏，煎七分，无时温服。

化丹汤四十　解利丹毒，遍身燥痒，发热烦啼。

川独活　射干　麻黄_{如前制}　青木香　甘草　黄芩　薄桂_{去粗皮}　石膏末_{八味各五钱}

上件㕮咀。每服二钱，水一盏，煎七分，无时温服。

茴香汤四十一　和脾胃，进饮食，理腹痛，散邪气。

茴香_炒　良姜_{锉，用东壁土炒，二味各一两半}　苍术_{如前制，二两}　甘草_{炙，一两}

上件锉焙为末。每服一钱，烧盐汤空心调服。

大柴胡汤四十二　疏利风热，痰嗽腹胀，及里证未解。

柴胡_{去芦，四两}　黄芩　芍药_{二味各一两半}　大黄　半夏_{如前制，二味各七钱半}　枳实_{如前制，七钱}　甘草_{一两，小方故加用}

上件㕮咀。每服二钱，水一盏，姜三片，煎七分，无时温服。

快膈汤四十三　理胸膈不快，饮食少进。亦能顺气和中，消导宿滞。

人参_{去芦}　青皮_{去白}　缩砂仁　乌药　良姜_{如前}

制　香附子　甘草炙,七味各一两

上件锉碎为末。每服一钱,温盐汤空心调服。

升麻汤四十四　治时行瘟疫,头痛发热,肢体烦疼;及疮疹未见形,先疑贰之间,并宜可服。大能和顺血脉,解诸余毒斑证等疾。

升麻　干葛　芍药三味各一两　甘草半两

上件㕮咀。每服二钱,水一盏,煎七分,无时温服。

小陷胸汤四十五　治六七岁已上之儿,小结胸证。

半夏如前制,一两　净黄连　栝楼实各半两

上件㕮咀。每服二钱,水一盏半,白蜜一大匙,煎至八分,无时温服;未效再投,得微下黄涎为好也。

散　类

百解散一　主和解百病。虚慢阴证不宜。

干葛二两半　升麻　赤芍药二味各二两　黄芩一两　麻黄如前制,七钱半　薄桂去粗皮,二钱半　甘草一两半

上件㕮咀。每服二钱,水一盏,姜三片,葱一根,煎七分,无时温服。有风热盛,加薄荷同煎。

五苓散二　解伤寒温湿,暑毒霍乱,分阴阳,理

烦渴。

泽泻去粗皮,二两半　白茯苓去皮　猪苓去皮　白
术三味各一两半　肉桂去粗皮,七钱,不过火

上前四味锉焙,入桂同研为末。每服二钱,温汤
调下,不拘时。若作㕮咀,用赤茯苓,分两同前。每服
二钱,水一盏,煎七分,无时温服。其余活法,明本论
中随证详述。

当归散三　调顺气血,和解表里,爽利心腹,疏理
百病。及治温热,停积白痢,烦躁不宁。

当归去芦,酒洗　赤芍药二味各二两　大黄半生半
炮,一两二钱　川芎　麻黄如前制,二味各半两　甘草半
生半炙,一两

上件㕮咀。每服二钱,水一盏,姜二片,煎七分,
无时温服。

三解散四　又名宁心汤　主上焦蕴热伤风,面红
目赤,狂躁气急,渴水惊啼烦闷,丹毒口疮,痰嗽搐搦。

人参去芦　防风去芦　天麻　茯神去皮、木根　郁
金无,以山栀仁代　白附子　大黄七味各二钱半　赤芍
药　黄芩　僵蚕三味各五钱　全蝎十五尾,去尖毒　枳
壳二钱,如前制　粉草六钱

上件锉焙为末。每服半钱至一钱,用温薄荷汤无
时调下;或灯心汤。

匀气散五　主调补通利后，及冷疝腹痛，气滞不和。

桔梗二两，锉炒　陈皮去白，一两　缩砂仁　茴香二味各半两　白姜二钱半，炮　粉草四钱，炙

上件锉焙为末。每服半钱或一钱，空心沸汤调服；冷疝腹痛，烧盐汤调下。

雄黄散六　主暴中急慢惊风，齁齘痰涎满口；及雨侵闭汗不通，或凉或热，坐卧生烦。

雄黄红亮者，二钱半　白药去黑皮　川乌头炮裂，去皮脐　草乌炮裂，去皮　天麻明亮者　川芎五味各半两

上除雄黄外，余五味锉焙，同雄黄为末。惊风痰壅，每服半钱或一钱，用姜汁、茶清调下；发汗，水、姜、葱、薄荷同煎，并投三服取效。

惺惺散七　主伤风伤寒，痰嗽咳逆，理虚和气，宁心清肌，止啼去烦，利咽膈，解失音。

人参去芦，半两　桔梗锉破　白茯苓去皮　白术　天花粉四味各一两　细辛去叶，二钱　防风去芦　川芎　南星生用，三味各二钱半　甘草半生半炙，七钱

上件㕮咀。每服二钱，水一盏，姜二片，薄荷三叶，慢火煎七分，无时温服。

木通散八　主上膈热，小府闭，烦躁生嗔；及淋

证、诸疮、丹毒。

木通去皮节　地蔇蓄去老梗,二味各半两　大黄　甘草　赤茯苓去皮,三味各三钱　瞿麦去干梗　滑石末　山栀仁　车前子　黄芩五味各二钱半

上件咬咀。每服二钱,水一盏,灯心三茎,煎七分,无时温服。或入薄荷同煎。

乌梅散九　治腹疼,及初生婴孩脐下冷痛、疝气等疾。

乌梅和核　玄胡索　粉草半生半炙,三味各五钱　乳香　没药　钩藤和钩,三味各二钱半

上件咬咀。每服二钱,水一盏,煎七分,空心温服。

黄金散十　解口内舌上疮毒,及治豆疮后目生翳膜。

黄柏去粗皮,用生蜜润透,烈日下晒干,再涂上蜜,凡经十数次为度　粉草二味各一两

上件锉焙,研为细末。治口疮,用药末干点患处,或用麦门冬熟水调点舌上,令其自化。治豆疮后目生翳膜,汤泡澄清,无时频洗;仍投糖煎散、柿煎散二药。

平胃散十一　主脾胃不和,呕逆咽酸,霍乱腹痛。

厚朴_{如前制} 陈皮_{去白,二味各二两半} 苍术_{如前制,四两} 甘草_{一两}

上件锉焙为末。每服半钱至一钱,姜、枣煎汤,空心温服;烧盐汤亦好。

七宝散十二 治时气伤风伤寒,头昏体热咳嗽;及脾胃肺脏不和,口中腥气异常,或牙缝微有鲜血;兼调理诸病后小证得中,以其品味不僭不燥为佳。

紫苏_{去老梗} 净香附_{二味各三两} 陈皮_{去白} 甘草_{二味各一两半} 桔梗_{二两半,锉炒} 川芎 白芷_{二味各一两}

上件㕮咀。每服二钱,水一盏,姜二片,煎七分,无时温服。咳嗽,加制半夏;口腥气,入盐煎;调理诸疾,加枣子煎。

三棱散十三 主诸般停滞,疳积发热,泻痢酸馊,水谷不化。常服和脾胃,进饮食,长肌肉,益神气。

人参_{去芦,七钱半} 三棱_{炮,锉} 净香附_{二味各一两半} 青皮_{去白} 益智仁 陈皮_{去白} 半夏_{如前制} 枳壳_{如前制} 神曲_炒 谷芽_{洗,焙} 莪术_{醋煮透,滤干,锉,焙} 大黄_{半生半炮} 紫苏_{去老梗,十味各半两} 甘草_{半生半炙,一两二钱}

上件㕮咀。每服二钱,水一盏,姜二片,仓米百粒,煎七分,无时温服。气虚劳,加白茯苓一两。

立消散十四　　治膀胱久受热毒,致阴器肤囊赤肿胀痛。

赤小豆　赤芍药　枳壳生用　风化朴硝临入末药,拌匀　商陆五味各半两

上件不过火,锉晒为末,柏枝煎汤,候冷,调二钱或三钱涂肿处。仍服㕮咀五苓散,加车前子、薏苡仁,水煎。

天竺黄散十五　　主上焦风热,口鼻生疮,两目赤肿,咽膈不利,痰涎壅滞,气不通畅,惊搐烦闷,神思昏迷。

天竺黄　郁金无,以山栀仁代　茯神去皮　甘草四味各半两　硼砂　牙硝　白芷　川芎　僵蚕去丝　枳壳如前制,六味各二钱半　朱砂水飞,二钱　麝香一字　蝉壳十五,洗去泥土嘴足

上除硼砂、牙硝、朱砂、麝香四味乳钵细杵,余九味焙干末,同入乳钵内再杵匀。每服半钱或一钱,温薄荷汤无时调服;或麦门冬汤。

连床散十六　　治满头如癞疮毒,及手足身上、阴器肤囊痒则抓烂,黄汁淋漓,躁痛。

净黄连一两　蛇床子去埃土,半两　五倍子去内虫屑,二钱半　轻粉十五贴

上前三味,晒干为末,再入乳钵内,同轻粉杵匀。

用清油稀调二钱或三钱,涂搽患处。必先以荆芥和葱煮水,候凉净洗拭干,后敷药。

川草散十七　治腹痛下痢赤白,不拘远近。

川芎　白芷　甘草半生半炙,三味各七钱　赤芍药　当归酒洗　净黄连三味各五钱

上件锉焙为末。每服半钱至一钱,白痢,白姜汤调;赤痢,甘草汤调;赤白痢,温米清汤调。并空心服。

柿煎散十八　治豆疮后目生翳膜。

白菊花　绿豆壳　谷精草三味各一两

上为㕮咀。每服二钱,干柿一枚,粟米泔汁大盏慢火煎干去渣,食后临睡止吃柿肉,一日三枚,倍加尤好。如婴孩小,乳母可服。或用煮过柿子去核,薄切,焙为细末,抄半钱,温米泔水调化,无时与儿服亦可。

拂毒散十九　治诸风热阴毒肿,核已结成未穿溃,或正发者。

半夏一两,生用　贝母　大黄二味各半两　朴硝　五倍子去内虫屑,二味各二钱半

上件锉焙为末。用醇醋调一钱或二钱,涂患处,如干再涂。仍服疏风化毒之剂。余药成末,除朴硝临入杵匀用。

金铃散二十　治疝气腹痛，投诸药后，愈而复作宜服。

金铃子肉六钱　三棱炮、锉　莪术醋煮、锉　青皮去白　陈皮去白，四味各二钱半　赤茯苓去皮　茴香二味各半两　南木香二钱　甘草四钱，炙　槟榔　枳壳如前制　钩藤和钩，三味各三钱

上除槟榔、木香不过火，余十味锉焙，仍同木香、槟榔为末。每服半钱至一钱，仍用炒茴香煎无灰酒空心调服。不饮酒者，煎炒茴香汤调下。

消黄散二十一　治风热温气上攻，舌硬肿大不消。

风化朴硝　真蒲黄二味各半两

上蒲黄晒干为末，同朴硝乳钵内细杵匀。每用一字至半钱，点揩舌上下。

疏风散二十二　主小儿薄劣，跌触头脑，或弄刀锥，因而破血感风，致面目伤痕浮肿。

荆芥穗一两　防风去芦，二钱半　甘草半生半炙，二钱

上锉焙为末。每服一钱，用无灰温酒调服，或葱汤亦好。

陈氏木香散二十三　能和表里，通行津液，清上实下，扶阴助阳，及治腹胀泻渴，温壮豆疮。

南木香　厚桂去粗皮　陈皮去皮　诃子肉　丁香　人参去芦　赤茯苓去皮　半夏如前制　甘草半生半炙　大腹皮净洗，焙　前胡去芦，十一味各半两

上件㕮咀。每服二钱，水一盏，煎七分，无时温服。

陈氏异功散二十四　能除风寒湿痹，调和阴阳，滋养血气，使豆疮易出易敛，不致痒塌泻痢。

南木香　当归酒洗　人参去芦　肉豆蔻　陈皮去白　丁香　白茯苓去皮　厚桂去粗皮　白术　厚朴如前制　半夏如前制　附子如前制，十二味各二钱

上件㕮咀。每服二钱，水一盏，姜二片，枣一枚，煎七分，空心温服。或不拘时。

羌活散二十五　治伤风时气，头痛发热，身体烦疼，痰壅咳嗽，失音鼻塞声重；及解时行下痢赤白。

人参去芦　羌活　赤茯苓去皮　柴胡去芦　前胡去芦　川芎　独活　桔梗锉，炒　枳壳如前制　苍术如前制　甘草十一味各一两

上件㕮咀。每服二钱，水一盏，姜二片，薄荷三叶，煎七分，无时温服。发散风邪，入葱白同煎；痢证，姜、仓米煎。

香薷散二十六　主夏秋脏腑冷热不调，或饮食起居不节，致吐痢心腹疼痛，发热烦闷，身体拘急；或

113

脚转筋,四肢厥冷,有似阴证,但口气温,脉按沉紧为验。

陈香薷去老梗,三两　　白扁豆如前制　　厚朴如前制,二味各一两半

上三味六两咬咀了,用无灰酒三两拌匀,仍晒干或焙,临入,咬咀生甘草一两和匀。每服二钱,水一盏,煎七分,去渣,以瓦器盛,在水中沉温,不拘时服。如热极或泻痢中有鲜血者,加净黄连一两,细锉拌匀,名黄连香薷散,下法如前。

泻黄散二十七　　治胃虚脾实,生热烦渴,头痛恶心。

藿香叶七钱半　　栀子仁　　防风去芦,二味各一两　　甘草四钱半　　石膏末八钱

上前四味锉,同石膏末用酒蜜微炒香,为咬咀。每服二钱,水一盏,煎七分,空心温服。

调元散二十八　　主禀受元气不足,颅囟开解,肌肉消瘦,腹大如肿,致语迟行迟,手足如痫,神色昏慢,齿生迟者,服之有效。

干山药去黑皮,五钱　　人参去芦　　白茯苓去皮　　茯神去皮、木根　　白术　　白芍药　　熟干地黄酒洗　　当归酒洗　　黄芪蜜水涂炙,八味各二钱半　　川芎　　甘草炙,二味各三钱　　石菖蒲二钱

上为咬咀。每服二钱,水一盏,姜二片,枣一枚,煎七分,无时温服。如婴孩幼嫩,与乳母同服。

醒脾散二十九 主醒脾养胃,止吐痢,进饮食;及调理病后神昏目慢,贪睡多困,脉弱气短,微有痰涎,并宜投服。

人参去芦 白茯苓去皮 藿香叶 白术 甘草炙,五味各五钱 丁香四十粒,不见火 大南星八钱,锉作小块,纸裹水透湿,炮过用 缩砂仁四十粒

上为咬咀。每服二钱,水大盏,姜三片,冬瓜子仁五十粒杵碎,慢火煎七分,空心缓投服之,急必吐。

醍醐散三十 治吐泻后,调和脾胃,消进饮食;及丁奚哺露,虚热烦渴,气逆恶心。

陈皮去白 缩砂仁 厚朴如前制 麦芽洗净,焙干 乌梅和核,五味各五钱 良姜如前制 干葛 乌药三味各二钱半 草果仁炮,二钱 甘草炙,三钱

上为咬咀。每服二钱,水一盏,姜二片,枣一枚,盐少许,煎七分,空心温服。

二圣散三十一 治风痰壅闭,语音不出,气促喘闷,手足动摇,似搐非搐。

诃子十个大者,半生半炮,去核 大腹皮洗净焙干,五钱

上为咬咀。每服二钱,水一盏,煎七分,无时

温服。

补肺散三十二 治久患咳嗽,肺虚气促,有痰恶心。

阿胶一两半,锉炒 白茯苓 马兜铃去老梗 糯米三味各半两 杏仁二十一粒,汤泡去皮尖 甘草四钱,炙

上为㕮咀。每服二钱,水一盏,煎七分,无时温服。

安神散三十三 治吐泻诸病后,心虚烦闷,触物易惊,气郁生涎,涎与气搏,睡不得宁,预防变生他证。

人参去芦 白茯苓去皮 半夏如前制 甘草炙 陈皮去白 枳实如前制,六味各五钱

上为㕮咀。每服二钱,水一盏,姜二片,枣一枚,竹茹小团,煎七分,无时温服。有微热微渴,入麦门冬去心同煎。

烧盐散三十四 治走马疳,牙根肉溃烂黑臭。

橡斗不拘多少

上件每用大者两个,入盐满壳,盖作一合;或五六个,或十数个,安在火内,和盐烧透,取出地上,以瓦碗盖定,存性候冷,入麝香少许,乳钵内极细杵匀。每以半钱涂搽患处。常收用小瓦合盛贮,勿使纸裹,盖盐能作润。

绿袍散三十五　治重舌,及满口内外疮毒,咽膈不利。

薄荷去老梗　荆芥穗二味各五钱　青黛　玄明粉　硼砂三味各二钱半　百药煎　甘草二味各三钱

上件锉焙为末,除玄明粉、硼砂二味在乳钵内细杵,同前药末再杵匀。用一字至半钱,干点舌上,令其自化;或以新汲水入蜜调点舌上亦好。

益黄散三十六　治脾虚受冷,水谷不化,泄泻注下,盗汗出多。

陈皮去白　肉豆蔻炮,二味各五钱　丁香二钱　诃子肉炮,去核,二钱　甘草炙,二钱半

上件㕮咀。每服二钱,水一盏,煎七分,空心温服。

解表散三十七　主伤风感冷,咳嗽痰喘,呕吐泻痢,惊悸有热,证在表里发,当用气解药可投。

麻黄如前制　杏仁汤泡,去皮尖　赤茯苓去皮,三味各一两　川芎　防风去芦　枳壳如前制,三味各二两　甘草半生半炙,七钱半

上件㕮咀。每服二钱,水一盏,姜二片,葱一根,煎七分,无时温服。有热,入薄荷同煎。

参苓白术散三十八　主脾胃虚弱,饮食不进,多困少气,中满痞噎,呕吐咳逆。此药不寒不热,性味温

平,常服调脾悦色,顺正去邪。

人参去芦　白茯苓去皮　粉草　白术　白扁豆如前制　山药去黑皮　缩砂仁　薏苡仁　桔梗锉炒,九味各一两　莲子肉去心煎

上件锉焙为末。每服半钱至一钱,用枣汤空心调服,或温米汤亦可。

守胃散三十九　治阴阳不和,吐泻不止,预防风证。常服调脾胃,进饮食。

人参去芦　白术　白茯苓去皮　山药去黑皮　干葛　扁豆如前制　南星如前制　甘草　藿香去老梗　防风去芦　天麻十一味各半两

上件㕮咀。每服二钱,水一盏,姜二片,冬瓜子仁五十粒掏碎,煎七分,空心温服。如泻不止,入沉香、白豆蔻同煎。

南星腹皮散四十　主肿疾欲愈未愈之间,脾胃虚慢,气促痰喘,腹胀胸满,饮食减,精神困,小便不利,面色痿黄。

南星同前制,一两　大腹皮净洗,焙干　生姜皮　陈皮去白　青皮去白　桑白皮锉炒　甘草炙　扁豆同前制,七味各半两

上为㕮咀。每服二钱,水一盏,姜二片,煎七分,无时温服。

导赤散四十一 治心经壅热,烦躁睡语,或时复上窜咬牙,小便黄涩,久则成惊,触物易动。

生干地黄净洗　木通去皮节,二味各一两　黄芩　赤茯苓去皮,二味各二钱半　甘草三钱

上为㕮咀。每服二钱,水一盏,竹叶三片,煎七分,无时温服。或加麦门冬去心同煎。

钱氏白术散四十二 治脾胃不和,呕吐泻痢,恶心发渴。大能补虚损,调荣卫。

南木香　白术二味各半两　人参去芦　白茯苓去皮　藿香叶　甘草四味各一两　干葛二两

上为㕮咀。每服二钱,水一盏,煎七分,无时温服。

和中散四十三 主久病方愈,面黄清瘦,神昏气弱,脾胃未实,食物过伤,停饮生痰,留滞中脘,耗虚真气,或成吐泻。此药性味甘平,大能调治,常服和胃气,进饮食,悦颜色,理风痰。

人参去芦　白扁豆同前制　白茯苓去皮　川芎　缩砂仁　香附子　半夏同前制　甘草八味各一两　肉豆蔻　诃子去核,二味各七钱

上为㕮咀。每服二钱,水一盏,姜二片,枣一枚,煎七分,空心温服,或不拘时。

糖煎散四十四 治豆疮余毒,攻目成翳,涩痛有

热,多泪羞明。

赤芍药　当归尾　大黄　川芎　荆芥　防风_去芦　汉防己_{去黑皮}　龙胆草　黄芪_{生用}　黄芩_{十味各}半两

上为㕮咀。每服二钱,水一盏,砂糖小块,煎七分,食后临睡温服,或无时。

六柱散四十五　治吐痢泄泻,胃虚脾慢,手足俱冷,六脉沉微。

人参_{去芦}　白茯苓_{去皮}　熟附子　南木香　肉豆蔻　白术_{六味各半两}

上为㕮咀。每服二钱,水一盏,姜二片,枣一枚,煎七分,不拘时温服。

九仙散四十六　解诸目疾,不拘岁月远近,并宜先服。

柴胡_{去芦}　苍术_{同前制,二味各二两}　赤芍药　荆芥　甘草_{三味各六钱半}　麻黄_{同前制}　川芎　薄荷_{和梗,三味各半两}　旋覆花_{去老梗,三钱}

上件㕮咀。每服二钱,水一盏,姜二片,葱一根,煎七分,不拘时温服。

草龙胆散四十七　治暴赤火眼,昼夜涩痛,作肿泪多。

草龙胆　木贼_{去节}　荆芥　菊花　防风_{去芦}　草

决明半生半炒　甘草七味各半两

上件㕮咀。每服二钱，水一盏，煎七分，无时温服。痛甚，加羌活、乳香同煎。

金波散四十八　治时行赤眼，肿痛成翳，有热多泪。

净黄连一两　硼砂　寒水石　大黄三味各二钱　海螵蛸　铜青二味各一钱　玄明粉二钱半　麝香一字　全蝎七尾，去尖毒

上除玄明粉、麝香，余七味锉晒为末，仍入玄明粉、麝香，乳钵内同前药末杵匀。每用一字至半钱，温净汤或凉水调化，澄清去渣，无时频洗。有风夹虫作痒，入轻粉取效。仍忌酒荤三五日。

内金散四十九　治牙根肉臭烂黑色，有虫作痛。

鸡内金即鸡肫内粗皮，阴干，一两　白芷　铜青三味各半两　麝香一字

上前三味，锉晒，或焙为末，仍以麝香乳钵内同杵匀。每用一字或半钱，干擦患处，先用温盐水灌嗽，后敷药。

霹雳散五十　解急慢惊风，不省人事。

猪牙皂角三钱　细辛　川芎　白芷三味各二钱　蹛蹋一钱半

上件锉晒为末。每以少许，用大灯心三寸长，蘸

点鼻内,得喷嚏为验。前药不可焙,焙则不应。

顺搐散五十一　解男右女左搐不顺者。

枳壳如前制　钩藤去钩　荆芥　羌活　防风去芦　甘草六味各半两

上件咬咀。每服二钱,水一盏,顺切姜三片,煎七分,无时温服。或入薄荷同煎。

外消散五十二　治婴孩初生,旬日外脐突,或痛或不痛,痛则啼声不已;及疗小儿因感温热相搏,致阴器肤囊浮肿。

大黄　牡蛎如前制,二味各半两　朴硝二钱

上前二味,锉焙为末,仍入朴硝,乳钵内同杵匀。抄一钱或二钱,取田螺三枚净洗,再以水半碗活过一宿,去螺用水,调涂肿处即消。其螺仍放水中勿害之。昔贤有曰:杀生救生,去生远矣。物命虽微,亦可戒也。治阴器肤囊肿,车前子煎汤,候冷调敷患处。

活血散五十三　解破血伤风。

当归酒洗　生干地黄酒洗　川芎　红花　赤芍药　苏木六味各半两　甘草三钱

上件咬咀。每服二钱,水一盏,煎七分,无时温服。

桃花散五十四　治一切破损肢体,血出作痛。

好石灰用纱净筛,十两　清油小半灯盏　大黄五钱,

锉碎,水浸透,取汁大半盏

上石灰先用铁铛炒令带热,次入大黄汁,清油和匀,仍以慢火炒如桃花色,乌盆盛之,倾出在内,浮而不沉,鹅翎拂聚纸上,别着瓦器收藏。凡是破损伤痕,用涂立效。仍服疏风散、活血散。

三白散五十五　解初中肿疾,四肢肤囊浮胀,大小便不利,皆因膀胱蕴热,风湿相乘。

白牵牛半生半炒,杵碎　桑白皮锉炒　白术　木通去皮节　陈皮去白　甘草六味各半两

上件咬咀。每服二钱,水一盏,煎七分,无时温服。

麝香人齿散五十六　治豆疮黑陷,因毒气入肾,而形于外。

麝香少许　活人牙齿不拘多少,火煅过,得小儿自脱者佳

上二味同研为末。每用半钱至一钱,无灰温酒调下,止以一服。然此药固好,但人齿难得,尝用一匕金取效。

四黄散五十七　治小儿身上一切热毒疮疾燥痒,抓破有汁不干。

净黄连　黄柏　黄芩　大黄　滑石五味各半两　五倍子去内虫屑,二钱半

上件锉晒为末。用清油入桐油和调二钱至三钱，涂搽患处。仍服四顺饮、消毒饮。

薄荷散五十八　治阳证脱肛。

薄荷和梗　骨碎补去毛，二味各半两　甘草二钱半　金罂刺根七钱半

上件咬咀。每服二钱，水一盏，入无灰酒大匙，煎七分，空心温服，或无时。

槲皮散五十九　解瘰疬作肿疼痛。

槲皮仍去粗皮。此树在处有之，即包盐槲叶木也

上件不拘多少，锉碎煮水候温，频洗患处。

白及散六十　治瘰疬脓汁不干。

白及　贝母　净黄连三味各半两　轻粉三十贴

上前三味，锉焙为末，仍以轻粉乳钵内同杵匀。抄一钱至二钱，清油调擦患处。必先用槲皮散煮水，候温净洗拭干，方涂药。

二香散六十一　治同前证。

白胶香　降真香用心，无土气者　海螵蛸　五倍子去内虫屑，四味各半钱

上件为末。如前先用槲皮散煮水净洗患处，后以此药一钱或二钱干涂上，外将水纸封掩，三五次即效。

万金散六十二　治水泻下痢，久不瘥者。

罂粟壳去蒂，二两。一两锉碎醋蜜炒，一两生用　陈

皮去白,二两　甘草不去节,二两。一两炙,一两生用　乌梅和核,一两

上件咬咀。每服二钱,热汤一盏,略煎二沸,和渣倾出碗内,上以盏盖定,候澄清去渣,空心温服。

神效散六十三　治赤白痢昼夜频数,食减腹痛,小便不利。

罂粟壳去梗蒂,锉碎,蜜水炒　白芷　乌梅和核,三味各一两　乳香　抚芎二味各半两

上件咬咀。每服二钱,水一盏,煎七分,空心温服。

赤葛散六十四　治因血热与风热相搏,遍身丹毒燥痒,日久不消。

赤葛二两　甘草三钱

上件咬咀。每服二钱,无灰酒一盏,煎七分,无时温服。不饮酒者,止用水一盏,入酒大匙同煎。

四圣散六十五　主婴孩胎受热毒,生下两目不开。

灯心　黄连　秦皮　木贼　枣子和核,五味各半两

上为咬咀。每服二钱,水一盏,煎七分,澄清去渣,无时频洗,两目自开。

天花散六十六　治外肾肤囊肿痛。

天花粉二两　甘草三钱

上件咬咀。每服二钱,无灰酒一盏,煎七分,空心温投。不能饮者,止用水煎,少入酒同服。

蟠龙散六十七 治阳证脱肛。

干地龙蟠如钱样者佳,略去土,一两 风化朴硝二钱

上锉焙,研为细末,仍和匀朴硝。每以二钱至三钱,肛门湿润干涂,或干燥用清油调涂。先以见毒消、荆芥、生葱煮水,候温浴洗,轻与拭干,然后敷药。

伏龙肝散六十八 治阴证脱肛。

伏龙肝一两 鳖头骨半两 百药煎二钱半

上三味焙研为末。每用二钱至三钱,浓煎紫苏汤候温,和清油调涂患处。并如前法浴洗,拭干方上药。

益元散六十九 解暑毒,利小便,理烦渴,除惊悸。

滑石六两 粉草一两,细锉

上二味,或晒或焙,研为细末。每服一钱至二钱,温熟水无时调服,凉水亦可。

祛风散七十 治卒暴中风,全不能言,口眼㖞斜,惊瘫搐搦,痰实烦躁,神昏有热,睡卧不稳。

防风去芦,一两半 南星生用 甘草生用 半夏如前制 黄芩四味各一两

上件咬咀。每服二钱,水一盏半,姜三片,慢火煎七分,不拘时温服。

全蝎观音散七十一 治外感风寒,内伤生冷,吐泻交作,脾胃俱虚,盗汗出多,神昏色慢。常服温中益气,进饮食,宁心。

莲子肉去心 人参去芦 扁豆如上制,三味各一两 天麻 防风去芦 全蝎去尾尖毒 羌活 白芷 南木香 甘草炙 黄芪盐蜜水涂炙,八味各半两 神曲炒 白茯苓去皮,二味各七钱半

上除木香不过火,余十二味锉焙,仍同木香碾为末。每服半钱至一钱,用枣汤无时调服。

备急散七十二 治小儿诸般骨鲠,致咽喉肿痛。

五倍子末一两 先春茶末半两

上二味和匀。抄一钱,温汤半盏调化,无时少与咽下。依此法服饵,不过三五次即效。如骨出或刺破处血来多者,硼砂末六钱,水煎消毒饮调服,血止痛住,肿消食进。

黄土散七十三 治豆疮余毒太甚,遍身溃烂,浓汁不干。

黄土不拘多少,取旷野背阴处,深掘为妙

上件安地上,炭火煅透候冷,研为干末。用绢或纱兜扑患处。仍服解余毒之药,并忌动风发热等物。

回阳散七十四 理脾虚感受风寒湿气,传作吐

泻,手足逆冷,腹痛有痰;及阴证脱肛,疝疾盗汗。

附子如前制　甘草半生半炙,二味各二钱半　人参去芦,七钱半　细辛去叶,一钱半　桔梗锉炒,五钱　厚桂去粗皮　白茯苓去皮　川独活三味各二钱　半夏同前制,三钱

上件㕮咀。每服二钱,水一盏,姜二片,煎七分,无时温服。或入枣子同煎。

密陀僧散七十五　治走马疳,齿焦黑烂。

密陀僧一两　轻粉五十贴　麝香一字

上件为末,同轻粉、麝香乳钵内杵匀。每用半钱,擦患处。

丸膏门

丸　类

琥珀抱龙丸一　抱龙之义,抱者保也,龙者肝也。肝应东方青龙木,木生火,所谓生我者父母也。肝为母,心为子,母安则子安。况心藏神,肝藏魂,神魂既定,惊从何生? 故曰抱龙丸。理小儿诸惊,四时感冒,风寒温疫邪热,致烦躁不宁,痰嗽气急;及疮疹欲出发搐,并宜可投。其药性温平,不僭不燥,常服祛风化痰,镇心解热,和脾胃,益精神。

真琥珀　天竺黄　檀香细锉　人参去芦　白茯苓去皮,五味各一两半　粉草三两,去节　枳壳如前制　枳实如前制,二味各一两　水飞朱砂五两,先以磁石引去铁屑,次用水乳钵内细杵,取浮者飞过,净器中澄清,去上余水,如此法一般精制,见朱砂尽干用　山药去黑皮,一斤,锉作小块,慢火炒令热透,候冷用　南星一两,锉碎,用腊月黄牛胆酿经一夏用　金箔百片,去护纸,取现成药一两,同在乳钵内极细杵,仍和匀前药末用

上前十二味,除朱砂、金箔不入研,内余十味,檀香不过火外,九味或晒或焙,同研为末,和匀朱砂、金箔,每一两重取新汲井水一两,重入乳钵内略杵匀,随手丸此样○大一粒,阴干,晴霁略晒,日色燥甚则捺折,宜顿放当风处,取其自干。治法并用葱汤无时化服,或薄荷汤;痰壅嗽甚,淡姜汤下;豆疮见形有惊,温净汤下;心悸不安,灯心汤下;暑天迷闷,麦门冬熟水下。百日内婴孩每丸分三次投,二岁以上者止一丸或二丸。其品剂修合之日,但缺一味,不依制度,必无效矣。常用瓦瓶入麝香同贮,毋使散泄气味。入珍珠末一两合和,名金珠散。盖珍珠能镇心宁肝,坠痰尤效,治法汤使同前。此药乃家传秘方,尝自精制出卖,人多信用,取者甚众。今推诚利行,愿与天下共之,非敢自矜,特以全婴为念耳。

镇惊丸二　　主急慢二惊,风痰上壅,手足抽掣,口眼㖞斜,躁烦生嗔,精神昏闷。常服宁心镇惊,疏风顺气。

人参去芦,三钱　粉草半生半炙　茯神去皮、木根　僵蚕去丝　枳壳如前制,四味各五钱　白附子　南星如前制　白茯苓去皮　硼砂　牙硝　朱砂水飞,六味各二钱半　全蝎十尾,去毒　麝香一字

上除牙硝、硼砂、麝香、朱砂四味用乳钵细研,余九味焙为末,入乳钵内和匀前四味,用糯米粉水煮清糊为丸,梧桐子大,就带润以银朱为衣。每服三丸至五丸,或七丸,急惊用温茶清磨化投服;慢惊以生姜、熟附子煎汤研化温服,薄荷汤化下,或麦门冬汤。

乌犀丸三　　主诸积滞夹风,温胃调脾,消进饮食,吐逆有酸馊气,面黄肌瘦。不拘孩儿生后岁月远近,并宜可服。

乌犀　皂荚锉三寸长,安灰火中见清烟起为度,取出地上,瓦碗盖定,存性冷用,七钱　硫黄　白姜二味各三钱半　陈皮去白　川乌炮去皮脐,二味各五钱　巴豆七十七粒,去壳膜心,存油

上硫黄一味,先入钵内研细;除巴豆外,余四味同焙为末;仍以巴豆薄切,在乳钵极细杵,再同前五味药末杵匀,用粳大米饭包作粽子一大个,小瓦瓶盛水熟

煮,候冷取出,在沙钵中烂杵,细布兜紧,捻出如稠糊,安在别器内,以药末亭分,同杵细软,丸粟谷大。取诸积,每服十五丸,或二十一丸至三十三丸,并用淡姜汤泡冷饭取汁小盏,五更初空心送下,通利三五行,以匀气散止补。治积吐有酸馊气,每服三丸至五丸,用淡姜汤入米醋少许,候温空心投下。

香芎丸四 治诸淋证;若患风闭尤效。

净香附盐水炒 **川芎** **赤茯苓**去皮,三味各半两 **海金沙** **滑石**二味各一两 **枳壳**如前制 **泽泻**去粗皮 **石韦**去毛梗,取薄叶 **槟榔**不过火,四味各二钱半

上件锉晒为末,糯米粉煮为清糊,丸麻仁大。每服三十三丸至五十五丸,或七十七丸,并用麦门冬熟水空心送下。若小便涩痛,滴三五点者,取长江顺流水,用火微温,入盐少许调匀,空心咽服。

香连丸五 治赤白下痢,烦渴作痛。

南木香半两,不过火 **净黄连**一两,锉,用茱萸炒,仍去叶梗 **乌梅肉**二钱半,薄切,用屋瓦慢火焙干

上件为末,用阿胶半两,锉碎炒胀,水化如糊,候冷入乳钵内,同前药末亭分杵匀,丸作麻仁大。赤痢,每服三十三丸至五十五丸,或七十七丸,甘草汤空心下;白痢,丸数同前,白姜汤空心下;赤白交作,温米清汤,空心咽服。

化癖丸六　主癖结气块，在两胁之间，日久不化，乍寒乍热，脏腑不调，米谷不消，哽气喘促，胸腹满闷；及理丁奚哺露。

南木香　陈皮去白　莪术去毛炒　三棱炮,锉　青皮巴豆九粒,去壳膜心,微炒　枳壳如前制　槟榔七味各半两　白术　丁香二味各二钱　细墨烧存性用,四钱

上除木香、槟榔、丁香不过火，余七味焙，同前三味为末，面糊丸作麻仁大。每服十五丸至二十一丸，清米汤空心下。有寒热往来，以柴胡饮间服。忌油腻、生冷饮食。

芦荟丸七　主五疳八痢蛇虫，脏腑虚弱，身体瘦悴，头发焦疏，腹胀青筋，小便白浊，渴水无度，洞泄不时，谷食难化，遍身疮疥，神色干燥。此药大能养胃壮气，止痢除虫，长肌健力。

南木香　丁香二味各二钱半　诃子去核取肉　肉豆蔻二味各半两　使君子　芦荟二味各四钱　枣肉一两,薄切,用屋瓦盛,慢火焙干

上除使君子肉薄切，于乳钵内极细杵，仍将前南木香等四味湿面裹煨，至香熟取出，地上候冷，去面锉焙，同枣肉、芦荟为细末，再入乳钵，同使君子肉杵匀，炼蜜丸作麻仁大。每服三十丸至五十丸，温米汤空心送下。儿小，米汤化服。

使君子丸八 治腹内诸虫作痛,口吐清水。

使君子肉_{薄切,屋瓦焙干} 槟榔 酸石榴根皮_{东向者佳,净洗锉焙} 大黄_{半生半炮,四味各七钱半}

上除槟榔锉晒不过火,余三味再焙,同槟榔为末,沙糖水煮面糊丸麻仁大。每服三十丸至五十丸,淡猪肉汁空心下,或鸡肉汁亦好。

补肾地黄丸九 治禀赋不足,肾气虚弱,骨髓枯竭,囟大头缝不合,体瘦语迟,行步多艰,齿生缓者。

干山药_{去黑皮} 山茱萸_{酒浸润蒸透,去核取肉为用} 熟干地黄_{酒洗焙干,三味各五钱} 鹿茸_{蜜涂炒,酒亦好} 川牛膝_{酒洗焙,二味各四钱} 牡丹根皮_{净洗} 白茯苓_{去皮,二味各三钱} 泽泻_{去粗皮,二钱}

上件锉焙为末,炼蜜丸作麻仁大。每服十五丸,或二十五丸,至三十五丸,空心温盐汤下,温酒亦佳。

宽肠丸十 治痢后里急,大府闭涩不通。

枳壳_{同上制,仍用清油浸透一宿,焙干,五钱} 麻仁_{去壳} 木通_{去皮节} 大黄_{半生半炮} 槟榔 大腹皮_{净洗焙干,五味各二钱半}

上除麻仁用乳钵极细杵,外五味槟榔不过火,余焙,同研成末,入乳钵中,与麻仁再杵匀,炼蜜丸,绿豆大。每服三十丸至五十丸,仍以枳壳、甘草煎汤,空心送下。一二月婴孩,温蜜汤化服。

香陆胃苓丸十一 治肿疾日久不愈。此药大能实脾导水，多服取效。

丁香去梗 商陆 赤小豆 陈皮去白 甘草炙，五味各二两 苍术如前制，三两 泽泻去粗皮，二两半 赤茯苓去皮 猪苓去皮 白术三味各一两半 肉桂去粗皮，一两 厚朴同上制，二两

上除丁香、肉桂不过火，余药锉焙，同前二味为末，用面微炒，水浸透，煮糊丸，绿豆大。每服二十丸至五十丸，或七十丸，空心温汤下。儿小者，丸作粟谷大吞服，粒数、引子并如前法。

二姜丸十二 治疟疾往来寒热，经久不愈者。

良姜一两，锉片，东壁土炒 白姜一两，锉片，巴豆九粒去壳同炒微黄，去巴豆

上为细末，用猣猪胆汁和水煮面糊，丸麻仁大，就带润以朱砂末为衣。热多用温汤，早晨面北空心送下；寒多亦于清旦用温酒面南空心咽服；若寒热相亭，用阴阳汤，以一半冷水一半热汤参和是也，不拘向南北投服。

没石子丸十三 治久患疳痢及酿泻。

没石子二枚 南木香湿纸包，略炮过 净黄连锉碎，姜汁炒过，二味各二钱半 肉豆蔻一枚，炮 诃子四枚，炮，去核

上锉焙成末,如乌犀丸内制饭糊为丸,粟谷大。每服十五丸至三十丸,或五十丸,温白汤空心下,或米清汤。

半夏丸十四 治痰证神妙。若惊搐后,风涎潮作,服之尤验。

半夏生用,二两 赤茯苓去皮 枳壳同上制,二味各一两 风化朴硝二钱半

上前三味,锉焙为末,入乳钵同朴硝杵匀,用生姜自然汁煮糯米粉为糊,丸绿豆大。每服三十丸至五十丸,仍以淡姜汤食后临睡送下。儿小者,丸如粟谷大。

六圣丸十五 治诸积,和胃,大能主气厚肠,消疳快膈,屡用取效。

莪术炮、锉 净黄连 陈皮去白 白姜炮,四味各五钱 南木香二钱半

上除南木香不见火,余四味锉焙,同木香为末。每一钱重,巴豆三粒,去壳膜心存油,碎切,入乳钵极细杵,同前药末再拌匀,煮醋面糊,丸麻仁大。每服十五丸至二十五丸,或三十五丸,淡姜汤五更初空心送下,利三五行,匀气散止补。常服助脾化积,进食消疳,临睡以净汤或温酒下三粒及五粒而已。每一次止丸药末三钱重、净巴豆九粒为则,不可多合。久则味过,用之效迟。

内消丸十六 治瘰疬作脓穿破,久不愈者;或初得此证,投之亦效。

斑蝥一两,除翅足,粟米大盏内炒令粟米微焦色,仍去粟米

上件入薄荷叶三两,同研为末,鸡子清为丸,绿豆大。初用半饥半饱间,以温茶清下一丸,逐日加一丸,加至五丸之外,又逐日减一丸,减至一丸之后,每一日只服五丸,得瘥即止,不可过投。

截惊丸十七 治惊风搐搦,烦躁有热,两目上视,口噤牙关。

龙胆草去芦 防风去芦 青黛 钩藤和钩 净黄连 牛黄 甘草 朱砂末水飞者,八味各五钱 薄荷叶二钱半 麝香半钱

上除牛黄、麝香外,余八味锉晒,或焙为末,仍同前二味乳钵内杵匀,炼蜜丸,芡实大。每用一丸至二丸,温汤化服,或茶清。

散气丸十八 理诸疝气,小便利或不通,脐下作痛,不堪忍者。

海藻汤浸洗七次,焙干用 泽泻去粗皮 茴香炒 车前子焙 萝卜子用屋瓦慢火焙干 川楝子取肉,斑蝥九枚去翅足,同炒少时,仍去斑蝥,候冷用 大腹皮净洗焙干,七味各一两

上件锉焙为末,酒煮面糊丸绿豆大。每服三十丸至五十丸,南木香煎酒空心下,或防风、牡丹皮煎酒下。不能饮者,于木香汤中、防风牡丹皮汤内各少入酒,并空心投亦可。再用盐炒茴香煎汤尤妙。

金粟丸十九 治下痢赤白,水谷不化。

净黄连一两 神曲一两,别研为末作糊 川芎 枳壳如前制 谷芽净洗焙干 赤茯苓去皮 白芷 南木香六味各半两

上除木香别锉不过火,余六味焙,入木香同为末,用神曲末煮糊丸粟谷大。每服七十丸至百丸,空心温米清汤下,不拘时。

万应丸二十 治诸般疳证,胃口有热,饮食不进,头发作穗,面色痿黄。

五倍子去内虫屑 胡黄连 青皮去白 陈皮去白 黄柏 神曲 麦芽净洗焙干 三棱炮、锉 莪术炮、锉 芜荑 槟榔 龙胆草 川楝子肉 使君子肉十四味各一两

上除槟榔不过火、麦芽二味外,余十二味锉碎,炒令微焦色,候冷,同前麦芽、槟榔研为细末,水煮面糊丸麻仁大。每服三十丸至五十丸,或七十丸,温米清汤无时送下,或空心。儿小者,丸作粟谷大,粒数下法同前。

金茱丸二十一　　治冷疝气痛，及肤囊浮肿。

金铃子肉一两　家茱萸半两

上二味焙研为末，酒煮面糊丸麻仁大。每服三十丸至五十丸，空心温盐汤下，温酒亦好。儿小者，丸作粟谷大，粒数下法如前。

二圣丸二十二　　治腹内诸虫，及消谷、逐水、下气、去风。

槟榔一两　巴豆十五粒，去壳膜，内存油

上槟榔锉晒为末，巴豆碎切，在乳钵内极细杵，仍入槟榔末同再杵匀，面糊丸绿豆大。每服七十七丸至九十九丸，用温茶清五更初空心止投一服。见虫下尽，进以稀粥自安。

商陆丸二十三　　治水肿小便不通，勿拘远近。

商陆一两　净黄连半两

上二味焙为末，姜汁煮面糊丸绿豆大。每服三十丸至五十丸，用温紫苏熟水空心下，或温葱汤。

枳壳丸二十四　　治大府虚闭，气连日不通；痢后里急用之亦效；利小便热闭。

枳壳不拘多少，锉片，麦面炒过，仍以清油润透一宿，焙干

上焙为末，炼蜜丸作芡实大。儿小者，用甘草糯米煎汤化下一丸至二丸。儿大者，丸绿豆大，每服

三十丸或五十丸,食前温米清汤送下。小府热闭,用车前子煎汤,候温空心投之。

浚川丸二十五　治水肿及单腹满胀,气促食减,遍身虚浮。

大戟　芫花醋炒　沉香　檀香　南木香　槟榔　莪术　大腹皮焙干,净洗　桑白皮锉炒,九味各半两　黑白牵牛晒研,取生末,一两　巴豆去壳膜心,存油,三十五粒

上除牵牛末、巴豆外,前九味,内有沉香、檀香、木香、槟榔不过火,余五味焙干,同沉香等为末,就加牵牛末和匀,巴豆碎切,在乳钵内极细杵,入前药末同再杵匀,水煮面糊丸麻仁大。每服十七丸,浓煎葱汤候温,五更初空心下。去水未尽,停一日减用十三丸,次减作九丸,再减至七丸,汤使下法如前,证退即止,仍投南星腹皮散。如单腹肿甚,能饮食气壮者,加甘遂末同丸取效。仍忌有甘草、草药饵,不致相反。

三圣丸二十六　治诸疟,不拘远近。

穿山甲一两半,汤浸透,取甲锉碎,同热灰铛内慢火炒,令焦黄色　鸡骨常山　鸡心槟榔二味各一两,薄锉晒干

上件再晒,为末,水煮糯米粉为糊,丸绿豆大,就带润以红丹为衣,阴干。每服三十丸至五十丸,未发前隔晚用酒空心投一服,重则二服。经久不瘥,下袪

疟丹。

　　莪术丸二十七　和脾益胃,消进饮食,宽膈快气,悦色清神。

　　莪术炮锉　三棱炮锉　净香附三味各四两,醇醋浸一七,慢火煮干再焙　槟榔一两,薄锉　生牵牛末一两,别研　青木香去芦　谷芽净洗,焙干　青皮去白,三味各半两　荜澄茄　丁香　南木香三味各四钱

　　上除槟榔、丁香、木香不过火,及牵牛末,余七味锉焙,仍同槟榔、丁香、木香为末,临入牵牛末和匀,水煮面糊丸绿豆大。每服三十丸至五十丸,无时用淡姜汤下,温茶温酒皆好。儿小者,丸粟米大,粒数、下法如前。

　　豆蔻丸二十八　治患豆疮,脾虚作泻。

　　肉豆蔻　南木香　缩砂仁三味各三钱　白龙骨　诃子肉二味各五钱　赤石脂　枯白矾二味各七钱半

　　上除木香不过火,余六味锉焙,仍同木香为末,稠煮面糊丸麻仁大。每服三十丸至五十丸,温米清汤空心送下,或不拘时。儿小者,丸粟谷大,下法同前。

　　碧玉丸二十九　治痰嗽气喘胸满,饮食减少,睡不得宁,烦躁有热。

　　青黛　明白矾生用　南星生用　滑石四味各二钱半　轻粉五十贴　全蝎十五尾,去尖毒　巴豆四十九粒,

去壳膜心存油,碎切,入乳钵极细杵

上除轻粉、巴豆外,余五味或晒或焙,为末,仍入前二味,同在乳钵杵匀,姜汁煮糯米粉为糊,丸粟谷大。每服七丸至九丸,或十一丸,用淡姜汤空心投。热甚者薄荷汤下,或不拘时。

快活丸三十　治丁奚疳证,皮肤瘦削,骨露如柴,肚大青筋,小便白浊,睡卧烦躁,神气昏沉。常服健脾化积,进食肥肌。

蒸饼一两,去顶剜空,入青矾半钱重,仍以碎饼屑紧塞,上用水纸封定,灰火中炮透,取出候冷用

上件锉焙为末,别以肥枣用米泔水浸,经一宿,饭上蒸少时,去皮核,用乳钵烂杵如糊。同前饼末亭分,再杵匀,丸麻仁大。每服三十丸至五十丸,温米清汤无时送下。儿小者,亦以米汤化服。其蒸饼不拘个数,大约以一两入青矾半钱重为定。下常如前法制半斤,作一料,后人切勿以见方不重药为误,余尝屡试屡验。其饼如南馒头样者。

沉香槟榔丸三十一　和脾助胃,进食清神,宽胸快膈,顺气调中,悦颜色,壮筋骨。理面带痿黄,肌肤瘦弱,过食生果,停寒在里,乳癖腹胀作痛;及吐痢疟肿瘥后,诸疳虫积,并皆可投。

沉香　槟榔　檀香　南木香　丁皮　三棱炮

锉　莪术炮锉　神曲炒　谷芽洗焙　厚朴同上制　苍术同上制　使君子肉锉,以屋瓦焙干　青皮去白　陈皮去白　缩砂仁　益智仁　净香附　枳壳同上制　良姜同上制,十九味各半两　粉草炙,一两半

上除沉香、槟榔、檀香、木香、丁皮不过火,余十五味锉焙,仍同沉香等为末,水煮面糊丸麻仁大。每服三十丸至五十丸,温米清汤无时送下。儿小者不能吞咽,炼蜜丸如芡实大。每以一丸或二丸,温汤化服。

膏　类

朱砂膏一　五心烦热,喉痰壅盛,惊风搐搦,渴饮无时,睡中不宁,见人烦躁,口疮糜烂。

朱砂水飞,五钱　牙硝　硼砂　玄明粉三味各二钱半　麝香一字　金箔　银箔各十五贴　白附子　枳壳如前制,二味各三钱　川芎　粉草二味各四钱　人参去芦　黄芩　薄荷叶三味各二钱

上前七味,入乳钵杵匀,后七味锉焙为末,仍入钵中同前药和,炼蜜丸,芡实大。每服一丸至二丸,用麦门冬熟水无时化服。

如意膏二　治痰喘,气促咳嗽,连声不已。冷热二证皆可投。

半夏炮裂　南星炮裂,二味各一两半

上二味为末，以生姜汁和匀，捻作小饼如钱样，用慢火炙干，再为末，复取姜汁如前。经两次炙干，仍焙为末，炼蜜丸，芡实大。每服一丸至二丸，仍用姜蜜汤无时化服。有热，以薄荷汤。

地黄膏三　治口内舌上生疮作痛，饮食难进，昼夜烦啼。

山栀仁　绿豆粉二味各一两半　粉草六钱

上件或晒或焙为末，用生地黄烂杵取汁一两半，好蜜一两半，以薄瓦器盛，在铜铁铫中水煮成膏，如稀糊相似，候冷亭分，入前药末，同在乳钵再杵匀，丸芡实大。每以一丸至二丸，麦门冬熟水无时化服。儿大者，每用一丸纳口内含化，或以新汲水调点舌上。

乌梅膏四　治诸渴不止，吐泻后口干无味，及病中昏闷，咽痛不利，心悸似惊。此药品味不寒不燥，用得其宜。暑月出路含化，则津液生而烦渴少，神效异常。

人参去芦　檀香锉晒　薄荷叶三味各半两　乌梅肉薄切，用屋瓦慢火焙干　干葛　缩砂仁　百药煎　粉草五味各一两

上除檀香不过火，乌梅肉别焙，余六味或晒或焙，仍同前二味研为细末，炼蜜丸，芡实大。每服一丸或二丸，无时含咽。儿小者，麦门冬熟水化服。

乌附膏五　理囟门陷。

绵川乌生用　绵附子生用,二味各五钱　雄黄二钱

上件为末,用生葱和根叶细切烂杵,入前药末同煎,空心作成膏,贴陷处。

乌豉膏六　治六七岁以上小儿,疳腮肿毒,牙关紧硬,饮食不便。

绵川乌水浸润,炮裂去皮脐,半两　玄明粉二钱　淡豆豉三钱,重水浸润,饭上蒸透

上以川乌为末,同蒸豆豉、玄明粉,在乳钵烂杵为膏,丸芡实大。每用一丸,儿大者,安在牙关内,令其自化,和痰吐出;又再如前法含化,肿毒自消。儿小者,用薄荷蜜汤化开,以指头抹入牙关内,咽下亦不妨。

辟尘膏七　治小儿尘埃入目,揩成肿热作痛,啼哭不已。

油烟细墨

上以烟墨新汲井水浓磨,入玄明粉半钱,和匀为膏。用笔多点目内,三五次即效。仍忌饮酒一昼宵。

蓖麻膏八　治暴患脱肛。

蓖麻子一两

上件烂杵为膏,捻作饼子,两指宽大,贴囟上。如阴证脱肛,加生附子末,葱蒜同研作膏,依前法贴之。

钩藤膏九 治百日内婴孩唇面青冷,腹痛夜啼;及周岁以上者盘肠内吊,诸疝气疾。

钩藤和钩　玄胡索　当归酒洗　粉草炙　乳香五味各五钱　肉桂去粗皮,二钱　麝香一字

上前四味焙干,桂不过火,同为末;乳香蒻叶裹,熨斗盛火熨透,候冷,入乳钵同麝细杵,后入前药末再杵匀,炼蜜丸,芡实大。每用一丸至二丸,白汤空心化服。

黄连膏十 治时行火眼,赤肿涩痛,昼夜烦啼。

净黄连二钱半

上件细锉,鸡子一枚,箸嘴札开一头大处,取清瓦盏盛入黄连和匀,酿一时,见黄色,以绢滤过成膏。患者仰面卧,外令人挑一字许,频点目内,觉口中有苦味满舌,上药之验也。豆疮余毒攻眼,眵多有热,用之亦验。

益中膏十一 一名助胃膏　治脾胃虚弱,吐泻腹胀,肚疼困倦,有因感冷而泻,夜起频数,大便过时,食不克化。

肉豆蔻　丁香　缩砂仁　诃子肉炮,去核,四味各二钱半　粉草炙　青皮去白,二味各半两　陈皮去白,一两　马芹净洗焙干,三钱

上除丁香不过火,余七味焙,仍同丁香为末,炼蜜

丸,芡实大。每用一丸至二丸,白汤空心化服。

玄霜膏十二 治一切汤火疮,但敷上痛止,更无瘢痕。

好糯米五升,或不拘多少

上用坚硬铁器盛贮,见天处以雪水浸一二月,不问腐烂,仍用竹器捞出,于大筲箕内,别取净水淋过,晒干炒焦,研为细末。新汲井水调涂患处。如干燥,又以软鸡翎蘸水添拂疮上,使之滋润;痛减,药少再添用,自然效速。末久成团,再研细,一名玄霜散,炒透黑色,烟清为度。

清凉膏十三 治暴赤火眼肿痛,及血疖作疼发热。

大黄 净黄连 黄柏 赤葛 细辛和叶 薄荷叶 风化朴硝七味各一两

上前六味,或晒或焙为末,临入朴硝,乳钵内同杵匀。每用一钱至二钱,冷水加姜汁调,涂太阳;或新汲井水调妙。热疖,以凉米汤水调,搭患处。

祛风膏十四 治急慢惊搐,脐风撮口,牙关紧闭,痰涎壅盛,咽喉肿痛。

威灵仙去芦,一两半,细锉焙,研为末

上用皂荚三两,去皮弦,捶损,挪温水一碗,绢滤过,慢火熬若稀糊;入醇醋半两,再熬三五沸,去火候冷；用前药末亭分，乳钵内杵匀，丸芡实大。先用盐梅肉擦牙根，次以此膏一丸或二丸，温白汤浓调，抹入左右牙关内，即开。续进别药。熬时得瓦器为上，银器尤佳。及解风痰壅盛，淡姜汤调化，无时少与含咽。咽喉肿痛，温茶清调下，或薄荷汤。

千金膏十五　治水泻、疳泻，下痢赤白，腹痛烦渴。

橡斗子一两　细茶　白姜　甘草三味各二钱半　白芷五钱

上件锉焙为末，炼蜜丸，芡实大。每服二丸至三丸，温米清汤空心化下。入醋，与蜜相亭，为膏尤妙，温汤化服。

丹饮门

丹　类

水晶丹一　治惊积、食积、虫积，腹胀烦啼，恶心食减，面黄，并宜通利。此药有顽积、惊重、风紧、涎多、热极乃可服，非常用之剂。及急惊后风痰未尽，免生痴疾，宜再投。

南星锉作小块，汤煮少时　半夏如前制，二味各三钱　滑石四钱　轻粉五十贴　净芜荑二百片　巴豆五十

粒,去壳,全者汤泡七次,又去心膜,作二边,水煮少时,晒干碎切

上前三味焙为末,拌和轻粉外,芜荑仁、巴豆二味同碎切,在乳钵内细杵,入前药末再杵匀,如乌犀丸内制,面糊丸,麻仁大。每服十五丸至二十五丸,或三十五丸,糯米汤泡葱白,取汁小盏,五更初空心下。过三五行,进匀气散调补。下风痰,用淡姜汤空心服。

不惊丹二　治因惊气而吐逆作搐,痰涎壅塞,手足掣缩,目睛斜视。常服疏风顺气,自不作惊,和脾胃,进饮食。

枳壳同上制,一两　淡豆豉焙干　茯神去皮、木根　南星同上制,三味各半两　蝎梢五十尾,去尖毒　净芜荑二钱半,先入乳钵内极细研烂

上除芜荑外,余五味焙为末,再同芜荑乳钵内杵匀,醋煮糯米粉糊为丸。周岁内婴孩粟谷大,每服三十丸至五十丸,乳汁下;三岁以上者,麻仁大,每服五十丸及六十丸,温米清汤下,候一时得吃乳食。

鹤顶丹三　治阴阳二证结胸神妙,胜陷胸、承气、泻心三药。

明白矾一两　真银朱半两

上二味同研为末,用熨斗盛少炭火,坐小瓦盏在上,平抄矾、朱末一钱入盏中溶化,急刮出就搓成丸。

如有前证,每用一丸研细,茶清调匀温服;或入姜汁少许同炒下。听心上有隐隐微声,结者自散。不动脏腑,不伤真气,无问虚实证皆可投。白矾能化痰解毒,银朱是水银或硫黄炼成,汁专破积聚,故治结胸。

黑虎丹四　治诸般风证。

草乌去黑皮,一两,生用　川乌去黑皮,生用　甘草二味各七钱半　麻黄不去根节　甘松　熟干地黄净洗　藿香叶　白芷　油烟墨烧存性　猪牙皂荚　川芎　当归　何首乌　南星生用　僵蚕去丝　赤小豆　羌活　白胶香　木鳖子去油,十六味各半两

上件锉碎,或焙或晒,研为细末,糯米粉煮糊,丸麻仁大。每服三十丸至五十丸,或七十丸,稍空心用淡姜汤下。儿小者,丸作粟谷大,治法如前。

却暑丹五　治小儿暑月五心烦热,睡卧不稳,无时嗞啧,及小便少,乳食减,渴饮水浆。

朱砂末水飞,三钱　黄芩末　甘草末二味各半两　五苓散末二两

上件和匀,炼蜜丸,芡实大。每服一丸至二丸,麦门冬熟水无时化服。临睡时投亦佳。

四神丹六　治水泻、赤白痢。

净黄连一两三钱　黄柏去粗皮,七钱　白姜　当归酒洗焙干,二味各七钱半

上四味薄锉,或晒或焙为末,用乌犀丸内制,饭糊丸,麻仁大。每服三十丸至五十丸,乌梅煎汤空心下。其他病证,多好甘甜咸美,惟泻痢恶之,专喜酸苦涩淡为上,故以乌梅作汤使。儿小者,丸粟谷大,下法同前。

祛疟丹七 治疟疾经久不瘥。

常山二两,细锉 乌梅和核,一两,薄切 红丹半两

上除乌梅屋瓦别焙,常山或晒或焙,仍同乌梅、红丹研为细末,糯米粉煮糊,丸麻仁大。每服三十丸至五十丸,未发前凉酒空心送下,或隔晚酒下。重则二服,轻则一服。忌鸡、面、羊、生冷饮食、毒物。

饮　类

百伤饮一 主百物所伤,感冒风寒邪气,不拘冷热二证,并宜可服。惟慢惊慢脾不用。

干葛三两 净香附二两 升麻净洗 青皮去白 陈皮去白 谷芽净洗焙干 麦芽净洗焙干 桔梗锉炒 紫苏和根 缩砂仁 甘草 神曲炒 赤芍药十一味各一两 麻黄同上制 枳壳同上制,二味各七钱半

上件㕮咀。每服二钱,水一盏,煎七分,无时温服。或入姜、葱同煎。有积,加水、酒、曲;热多,添灯心、竹叶煎投。

速效饮二 治长成小儿,因他物或跌着触损两目,血胀肿痛。

荆芥穗 薄荷叶二味各半两 草决明一两,微炒 甘草三钱,生用

上为粗末,和半生半炒芝麻等分。炒二钱,在掌中盛,以干吃咀嚼,味尽吐去渣。如此法投三五次即效。

柴胡饮三 治骨蒸疳气,五心烦热,日晡转盛,口干无味,渴多身瘦,胸满痰紧,小便黄色,食减神昏。

北柴胡去芦,洗净 人参去芦 当归酒洗 黄芩 赤芍药 甘草炙,六味各一两 大黄生用 桔梗去芦,锉炒 北五味去梗 半夏同上制,四味各半两

上件㕮咀。每服二钱,水一盏,乌梅小角,姜二片,煎七分,无时温服。

四顺饮四 治血脉壅实,脏腑生热,颊赤烦躁,四肢惊掣;及因乳哺过伤,寒暄失理,令儿肠胃不调,蕴蓄积滞;并风热结核,头面多生疮疖,目赤咽痛。

当归酒洗,二两 大黄一两半 赤芍药三两 甘草一两

上件锉焙为末。每服一钱,汤调温服,不拘时。

清肺饮五 治肺受风邪客热,嗽声不断,气促喘闷,痰壅鼻塞,流涕失音;及解时行疹毒豆疮,涎多咳

嗽,咽痛烦渴。

人参去芦,半两　柴胡净洗,二两　杏仁汤泡,去皮尖　桔梗锉炒　赤芍药　荆芥　枳壳同前制　桑白皮锉炒　北五味　麻黄同前制　半夏同前制,九味各一两　旋覆花五钱　甘草一两半

上件㕮咀。每服二钱,水一盏,姜二片,葱一根,煎七分,无时温服,或入薄荷同煎。

冲和饮六　治感冒风寒,头疼发热,肩背拘急,恶心呕吐,腹痛膨胀;兼寒湿相搏,四肢拘急,冷气侵袭,腰足疼痛。

苍术同上制,一两二钱　人参去芦　前胡去芦　桔梗锉炒,三味各五钱　枳壳同上制　麻黄同上制　陈皮去白,三味各三钱　川芎　白芷　半夏同上制　当归酒洗　薄桂去粗皮　白芍药　赤茯苓去皮,七味各一钱半　干姜　厚朴同上制,二味各二钱　甘草炙,七钱半

上件㕮咀。每服二钱,水一盏,姜二片,葱一根,煎七分,无时温服。伤冷恶心呕吐,煨姜同煎;开胃进食,加枣子煎,空心温投;寒疝痛,入盐炒茱萸、茴香同煎。

明目饮七　治心脾蕴热,肝受风邪,致两目羞明,经久不愈。

山栀仁　净香附二味各一两　夏枯草去梗,半两

上件㕮咀。每服二钱,水一盏,蜜大匙,煎七分,无时温服。

玉露饮八 治颊赤咽干,心烦躁,睡不稳,身热头痛;兼中暑发渴昏闷,小便不通;惊气入肾,梦中咬牙。

寒水石中有细纹,以手可碎者是 石膏洁白坚硬而有墙壁者是,二味各一两重 甘草三钱,晒干、天阴火焙

上除前二味外,甘草锉晒或焙,同为细末。每服半钱至一钱,温汤无时调服,或麦门冬熟水服。惊气入肾,梦中咬牙,加金珠散、薄荷汤,空心温服。

宽气饮九 主通利关节,除胸膈痞结,消痰逐水,进美饮食;及治蓄气而成搐,传变急慢惊风,气逆不和,精神昏倦。

枳壳同上制 枳实同上制,二味各一两 人参去芦 甘草炙,二味各半两

上件锉焙为末。每服半钱至一钱,净汤无时调服。惊风痰搐,加姜汁、葱汤同调。热极者,入宽热饮,薄荷蜜汤调下,或麦门冬汤。

绿豆饮十 解误服热剂,烦躁闷乱,或作吐,或狂渴,宜先投之,次服对证药剂。

绿豆粉一两 净黄连 干葛 甘草三味各半两

上除绿豆粉外,余三味或晒或焙为末,入乳钵同

宽热饮十一　主伏热在里,风痰壅满,气促昏闷;或脾胃停滞,日久饮食减少,面黄脉实,发热无时,并宜可服。

枳壳去瓤,一两,锉片,巴豆十五粒作二边去壳膜心,同炒枳壳见微黄色,去巴豆片　**大黄**一两　**粉草**七钱半　**玄明粉**二钱半

上前三味,锉焙为末,临入玄明粉,乳钵内同前药末杵匀。每服半钱至一钱;儿小者,抄一字。并用姜蜜汤无时调服,或薄荷汤。

赤苍饮十二　主脾胃因虚受湿,面浮而黄,或遍身作肿,饮食减少,气不升降,小便赤色,腹肚膨胀,咳嗽有痰,及肿后当服,神妙。

赤茯苓去皮　**苍术**同上制,二味各一两半　**枳壳**同上制,一两　**藿香**和根　**半夏**同上制　**净香附**　**紫苏**和根　**厚朴**同上制　**陈皮**去白,六味各七钱半　**甘草**炙,一两二钱

上件咬咀。每服二钱,水一盏,姜二片,煎七分,无时温服。或加草果仁炮过,水、姜、枣煎投。

化虫饮十三　治化虫毒在腹作痛。

槟榔　**酸石榴根皮**净洗焙干,二味各一两　**红丹**煅过　**雷丸**　**贯众**如鸡头者佳　**使君子肉**薄切焙,四味各

二钱半　甘草炙　枳壳同上制　大黄三味各五钱

上为细末,用清油煎鸡子一枚,如春饼样,候冷,抄药末一钱,于上摊匀,空心卷而食之。儿小者,用糯米粉水煮糊,丸粟谷大。每服十五丸至三十丸,以淡猪肉汁空心下,鸡肉汁亦好。

玄参饮十四　治瘰疬证,及颈上生恶核肿痛。

玄参　升麻二味各五钱　川乌炮裂,去皮脐　草乌炮裂,去皮　当归酒洗　川芎　赤葛　生干地黄　赤芍药七味各二钱半　甘草三钱　大黄半生半炮,四钱

上件㕮咀。每服二钱,水一盏,姜二片,煎七分,无时温服。

参香饮十五　治胃虚作吐,投诸药不止。

人参去芦,一两　沉香　丁香　藿香和梗　南木香四味各二钱半

上件㕮咀。每服二钱,水一盏,煎七分,去渣,临入姜汁少许,作三次空心温服。

健脾饮十六　健脾养胃,理呕吐,治泻痢;及诸病后气色虚弱,有痰恶心,腹中微痛,饮食减,精神慢,并宜投服。

厚朴同上制,再热炒,入醇醋淬透,仍以慢火炒干　人参去芦,二味各一两　白茯苓去皮　肉豆蔻　半夏同上制　益智仁　净香附五味各二钱半　良姜锉片,东壁土

上件咬咀。每服二钱,水一盏,姜二片,枣一枚,煎七分,空心温服,或无时。

五皮饮十七　主头面四肢浮肿,时有微喘,饮食不进。

大腹皮净洗,焙干　桑白皮去粗皮,锉炒　茯苓皮净,去埃土　生姜皮略洗,焙干　陈皮去白,五味各一两

上件咬咀。每服三钱,水一盏,煎七分,无时温服。此剂但多投自然作效,勿以见方不重药为误。

立效饮十八　主口内牙根、舌上发疮作痛,致语言饮食不便,咽痛。

净黄连一两　北细辛去叶,二钱半　玄明粉二钱

上件细锉,或晒或焙为末,仍同玄明粉乳钵内杵匀。每用一字,干点患处;或以一钱,新汲井水调涂疮上。儿小者,畏苦不肯点咽,用蜜水调抹烂处及舌上,令其自化。咽痛,茶清调下。

沉香饮十九　治吐痢后,神昏倦怠,饮食减少,脾胃气虚,水谷不化,或随时直下,五心烦热,盗汗常出,或闻食恶心。

沉香　丁香　南木香　藿香叶四味各二钱半　陈皮去白　白术　半夏同上制　白茯苓去皮　肉豆蔻五味各五钱　粉草炙,三钱

上除沉香、丁香、木香不过火,余七味或晒或焙,仍同前三味研为细末。每服半钱至一钱,用紫苏、木瓜煎汤,空心调服,枣汤亦好。

拔毒饮二十　解风热毒气上攻头项,浮肿作痛发惊;及治发斑。

天花粉_{去粗皮,一两}　生干地黄_{净洗}　白芷　当归尾_{酒洗}　桔梗_{锉片,蜜水炒过}　甘草_{五味各半两}

上件㕮咀。每服二钱,水一盏,煎七分,无时温服。

藿香饮二十一　理虚化痰;及治脾胃不和,饮食少进,正气除邪。

人参_{去芦}　半夏_{同上制}　赤茯苓_{去皮}　甘草_{炙,四味各一两}　苍术_{同上制,二两}　陈皮_{去白}　藿香_{去皮,二味各七钱半}　厚朴_{同上制,一两半}

上件㕮咀。每服二钱,水一盏,姜二片,枣一枚,煎七分,空心温服。或入烧盐同煎。

参苏饮二十二　解惊风烦闷,痰热作搐,咳嗽气逆,脾胃不和。

人参_{去芦}　紫苏_{和梗}　前胡_{去芦}　干葛　半夏_{同上制}　赤茯苓_{去皮,六味各七钱半}　枳壳_{同上制}　陈皮_{去白}　桔梗_{锉炒}　甘草_{四味各五钱}

上件㕮咀。每服二钱,水一盏,姜三片,煎七分,无时温服。

紫草茸饮二十三　和益脾胃，催张豆疮，庶使易收，不致传变。

紫草茸无嫩茸，取近芦半寸者代　人参去芦　黄芪生用　当归酒洗，去尾　白芍药　甘草六味各半两

上件㕮咀。每服二钱，水一盏，糯米五十粒，煎七分，无时温服。或入枣一枚，去核同煎。

天麻饮二十四　治诸般风搐，不省人事。

天麻明亮者　川乌炮裂、去皮，二味各七钱

上件㕮咀。每服二钱，水一盏，姜三片，慢火煎若稀糊，无时勤与温服。

黑白饮二十五　治脐风气实者，及急惊壮热发搐。

黑牵牛半生半炒　白牵牛半生半炒　大黄生用　陈皮去白　槟榔五味各半两　甘草炙，三钱　玄明粉二钱

上除槟榔不过火，余五味或晒或焙，仍合槟榔为末，同玄明粉入乳钵再杵匀。每服半钱至一钱，温蜜汤调化，空心投服，或无时。此药新合最妙，久则效迟。

白附饮二十六　治肝风克脾土，痰涎壅盛，和饮食吐出。盖风能生痰，痰壅甚，食故吐出。

白附子　南星生用　半夏生用　川乌生用,仍去
皮脐　天麻明亮者　陈皮去白　南木香　全蝎去尾尖
毒　僵蚕去丝　丁香各二钱

上件吹咀。每服二钱,水一盏半,姜三片,慢火煎
七分,作五次空心温服。

二仙饮二十七　治疟疾,不拘岁月远近。

青蒿去梗,二两,五月五日采,曝干用　桂枝去粗皮,
半两

上二味,锉晒为末。每服一钱,寒热未发前用凉
酒调服;或先隔晚,亦以酒调下。加香薷叶二两,好茶
芽半两,合研成末,又名斩邪饮,治证下法同前,疗暑
疟尤胜。

双金饮二十八　治下痢赤白,昼夜频密,及泄泻
经久。

大罂粟壳去蒂锉碎,蜜水炒透晒干,一两　大川芎锉
碎,酿醋炒透,候干,半两

上二味,再晒或焙为末。每服一钱至二钱,用粳
米清汤空心调服,或温蜜汤。

大顺饮二十九　解冒暑毒,烦渴吐泻,腹痛发热
神昏;或衄血咯血,及大府下血,小便黄少,口干汗多。

细面二十两　生姜十六两　赤茯苓去皮　粉草二
味各五两

上先以生姜方切如绿豆样,石钵内略杵烂,入面再杵匀,摊作薄片,烈日中暴干;赤茯苓、粉草二味细锉,同前姜面片或晒或焙,合研为末。每服一钱至二钱,新汲井水无时调服,或温热汤。

快斑饮三十　治痘疮出不快。

麻黄_{去节存根,一两半,略以酒浸透一宿,焙干}　红色曲_{半两}　薄桂_{去粗皮}　甘草_{二味各三钱}

上锉,焙为末。每服一钱,用温白汤无时调服。

消暑清心饮三十一　解伏热中暑,烦躁作渴,神气不清;及有惊搐,名暑风证,投之即效。

藿香_{去老梗}　泽泻_{去粗皮,二味各一两}　扁豆_{同上制}　净黄连　羌活　猪苓_{去皮}　厚朴_{同上制}　白术　干葛　赤茯苓_{去皮}　升麻　川芎_{十味各半两}　甘草_{一两二钱}

上件㕮咀。每服二钱,水一盏,煎七分,无时带凉服。治暑风证,先投此剂得效,次服却暑丹,其搐不致再发。

定喘饮三十二　治夹风痰喘气促,不拘冷热二证。

人参_{去芦}　麻黄_{不去根节}　防风_{去黑皮}　诃子_{去核}　半夏_{同上制}　甘草_{六味各五钱}

上件㕮咀。每服二钱,水一盏,姜二片,煎七分,无时温服。

常山饮三十三 治疟后单热不退。

常山 槟榔二味各二两 乌梅一两,和核

上前二味各锉片,各用醇醋酿一宿,常山炒干,槟榔晒干,仍同乌梅㕮咀。每服二钱,水一盏,煎七分,热未发先空心带凉服。仍忌鸡、酒、羊、面、生果、毒物。有寒热经久不除者,加此剂于小柴胡汤或藿香饮内同煎亦效。

消毒饮三十四 解急惊风毒,赤紫丹瘤,壮热狂躁,睡卧不安,胸膈满闷,咽喉肿痛,九道有血妄行;及遍身疮疥。

牛蒡子六两 荆芥穗二两 甘草一两

上件㕮咀。每服二钱,水一盏,煎七分,无时温服。

缩砂饮三十五 和胃气,消宿食,及理腹痛,快膈调脾。

沉香一两 缩砂仁 乌药二味各二两 净香附四两 甘草炙,一两二钱

上除沉香不过火,余四味锉焙,仍同沉香研为细末。每服一钱,用温盐汤无时调服,或空心烧盐汤调下亦好,及紫苏枣汤尤妙。

定吐饮三十六 治吐逆投诸药不止,用此神效。

半夏同前制,㕮咀如绿豆大,筛去细末,二两 生姜净

洗拭干,和皮二两　薄桂去粗皮,㕮咀三钱

上生姜切作小方块,如绿豆大,同前半夏和匀,入小铛内,慢火顺手炒令香熟,待干,方下桂再炒匀,微有香气,以皮纸摊盛地上出火毒,候冷,略簸去黑焦末。每服二钱,水一盏,姜二片,煎七分,稍空心少与缓服。

万安饮三十七　此剂能推陈致新,除邪辅正,和益脾胃,宣通气血,调顺饮食,疏解风寒,宁心化痰,去烦理热,不拘证在表里,并宜可投。常服百病不生,真元益固,补养诸虚,亦有验矣。此方与《宣明论》当归饮相类不远,治法最多,其药品之外,惟加枳壳、半夏。

人参去芦　当归酒洗　大黄生用　防风去芦　柴胡去芦　枳壳同前制　半夏同上制　芍药净洗　黄芩　甘草十味各一两　滑石末六两

上件㕮咀,除滑石末临入和匀。每服二钱,水一盏,姜二片,煎七分,无时温服,或加枣一枚同煎。

金饼门

金　类

一字金一　治初生婴孩一七之外,欲成脐风撮口;及卒中急惊慢风,牙关紧闭,痰涎上壅。

僵蚕去丝　威灵仙去芦,二味各四钱　明白矾生用,

二钱　细辛去叶,一钱　甘草生用,二钱半

上件锉焙为末。每服一字至半钱,姜汁沸汤调和,以指抹入牙关内。治卒中急慢惊证,口噤不开,用盐梅汤调擦上下牙根二处。

一匕金二　治痘疮黑陷,或变紫黯色,证在急危,但投此药,亦能顿苏而复红壮,则此剂又胜人齿散。若精神昏慢,口鼻气冷,不复救矣。

穿山甲同上制,五钱　红色曲炒　川乌一枚,灰火中带焦炮,二味各二钱半

上研为末,入麝香半字,同在乳钵杵匀。每用一匕,用葱白浓煎汤调下,止投一服或二服。

一抹金三　治遍身生疮,溃烂如糜梨,燥痛脓汁不干。

黎芦净洗,焙　蛇床子去埃土　红丹火飞过,三味各五钱　硫黄　赤石脂　明白矾火飞过　五倍子去内虫屑　黄柏去粗皮,五味各二钱　轻粉五十贴

上前八味,或晒或焙为末,仍同轻粉在乳钵再杵匀,用生肥猪膏碎切,以瓦钵和药末烂杵,涂抹患处,或清油调搽亦可。

饼　类

香橘饼一　治婴孩过伤乳食,或吐或泻,及病后

虚中感积成痢,气弱神昏,面黄目慢。

南木香 陈橘皮去白 青皮去白,三味各二钱半 厚朴同上制,七钱 缩砂仁 神曲湿纸裹,炮 麦芽净洗,焙,三味各五钱 三棱炮锉,三钱

上除木香不过火,余七味锉焙,仍同木香研为细末,炼蜜捻作饼子,如芡实大。每服一饼至三饼,用枣汤化开,空心温服,米清汤亦可。

通圣饼二 治大府闭涩,连日不通,满腹膨胀,气壅闷乱,服药罔效。

净黄连二钱 巴豆五粒 生蒜一个 生盐半钱

上以黄连锉碎为末,同后三味石钵内烂杵,捻作饼子,寸半阔,贴脐。紧搓干艾,切作绿豆大五枚,作五次安脐间饼子上,以火灸之即通。

姜豉饼三 治久因湿气中于膀胱,复为风邪客热攻激,小便不利,脐凸腹胀,食减作痛。先投解表散,后用此药贴之。

生姜一两,碎切 生葱五根 豆豉七钱,润者 生盐一钱 生蒜七个,碎切 酒糟一灯盏,无有糟,酒代 穿山甲同上制,五钱

上件入石钵内同杵烂,捻作饼子,二寸阔。用微火炒热,带温贴脐上,外以绢帕兜住;如冷,依前法换带温者贴之,或再以火烘暖亦好。

拾　遗

香艾丸一　此剂小儿常进，惊积自除，色泽殊异，手足肥健，脾胃调和；兼理男子妇人诸虚不足，生气血，暖中焦，固养精神，消进饮食，男子服之身体强壮，寒暑耐安，妇人投之百病不生，经脉通顺。

净香附一斤　干艾叶四两

上二味，瓦器盛，用醇醋浸经七日，于净锅内用火煮令醋尽，就炒干研为细末。仍用醋煮粳米粉为糊，入乳钵亭分杵匀，小儿丸如萝卜子，大人丸如梧桐子。每服三十丸至五十丸，或七十丸，汤酒米饮随意送下，并不拘时。妇人血气素虚无生育者，加琥珀二两，同作丸服极效，粒数汤使下法亦依前，或用枣汤。

乌白丸二　治五六岁以上小儿，头风苦痛，或一边作痛；及疗耳聤耳。

绵川乌汤浸润略炮，去皮脐　草乌略炮，去皮　川白芷　苍术如上制，四味各一两

上件锉焙为末，用生葱汁合面糊丸绿豆大，慢火焙干，晴晒亦好。每服三十丸至五十丸，或七十丸，食后临卧用温清茶送下。其葱汁法，用生葱不去根叶，入水同捣烂取汁。

既济解毒丹三　治小儿中热，睡中咬牙，梦语惊悸不宁；或吐血溺血，强渴引饮，手足动摇，状似鬼祟，

并宜投服。

净黄连五分　黄柏去粗皮　黄芩净者　大黄三味各二钱半　肉桂去粗皮　枳壳同上制　白茯苓去粗皮,三味各二钱　甘草生用,七钱

上除桂不过火,余七味锉焙,仍同桂为末,滴水乳钵内熟杵,丸绿豆大,带润以水飞朱砂末为衣,阴干。每服三十丸至五十丸,用麦门冬熟水无时送下。吐血溺血,栀子仁煎汤下;儿小者,薄荷汤磨化投服。

轻粉散四　治长成小儿,虫蛀牙疼,饮食不便。

轻粉　白矾生用　雄黄　红丹四味各一钱　麝香半字

上件入乳钵细杵为末。先用五倍子、鹤虱、生葱煮水大半碗,候温灌漱令净,次以前末药一字或半钱擦患处,六七次即效。

独圣散五　治婴孩满口白屑,或如粟谷,糜烂作痛,不能乳食,昼夜烦啼,此名鹅口证。

大北南星锉开白者为佳,不拘多少

上件为末。炒一钱或二钱,醋蜜调涂囟门上,于中间留一小指大不涂;及敷男左女右足心;仍以立效饮温蜜水调点舌上,令其自化尤佳。

藿香托里散六　治诸肿毒痈疽已溃未溃者;及疔疮流注遍身;并内外一切黄证,恶心呕逆,憎寒壮

热,昼夜疼痛,不拘老少,悉宜服之。此药非特解毒,大能正气理虚,祛风去烦,排脓活血,定痛消肿。

藿香　连翘　山栀仁　川当归酒洗　木通去节　芍药　僵蚕去丝　甘草八味各二钱半　大黄生用　茵陈　黄芪生用　贝母四味各五钱

上件㕮咀。每服二钱,酒水各大半盏,煎八分,病在上食后温服,病在下食前温服。

拔毒散七　治癫犬恶犬所伤,不拘老幼,并宜可投。

斑蝥七枚,去翅足,用屋瓦盛,入糯米同一处匀炒,候米黄为度,以乳钵细杵罗过,不用米　黑牵牛末二钱半,先晒,研取末

上二味和匀。用无灰温酒调作一服,空心投,其毒自小便中出,或从大府过,似葡萄肉或如犬形。见毒出尽,尚觉腹中有痛,取用青黛入乳钵杵匀,仍罗为末,每服三钱,并花水调下二服,不拘时。

神应散八　治小儿大人虚嗽,神效。

罂粟壳去梗蒂,锉碎,蜜水炒过　杏仁汤泡,去皮尖,炒过　白胶香浮者,水煮过滤干　人参去芦　阿胶锉碎,炒过　麻黄去节存根　乌梅和核,五味各二两　桑白皮去粗皮,锉碎,蜜水炒透　款冬花净者,四味各一两　甘草炙,一两

上件咬咀。每服二钱,水大盏,姜三片,枣一枚,煎八分,空心温服,或不拘时。

凉肺散九　治小儿大人一切实嗽。

桑白皮去粗皮,锉碎,蜜水炒过,二两　桔梗锉炒　天花粉净者　干葛　麻黄不去根节　薄荷和梗　黄芩　杏仁不去皮尖　知母　贝母　木通去节,十味各一两　款冬花净者　麦门冬去心,二味各七钱半　甘草生用,一两八钱

上件咬咀。每服二钱,水大盏,姜三片,葱一根,煎八分,无时温服。如有热气促,加大黄、制枳壳各一两。

玄明粉十　治肾水衰虚,肝经邪热,视物不明,或生障翳,胲肉攀睛,迎风泪出,或如蝇飞油星,或睛涩肿,痛痒不可忍,并皆治之。及疗风热上壅,咽痛口疮,痰实咳嗽不活,悉宜加诸药内,自然作效。

明净朴硝

上于腊月霜雪凝寒之际,用皂荚三两重,略炮捶碎,温热汤六碗,挪去渣浸化,薄皮纸二重滤过澄清,入铁锅煮至一半,候温,倾出瓦盆内,于见天处露一宿;次早结块,再用净热水六碗化开,入大萝卜八两重,切作二分厚一片同煮,见萝卜熟为度,仍倾在瓦盆,去萝卜片,放在见天处露一宿;次日结块去水,取

出滤干,入好皮纸袋盛,悬挂当风处,自然成粉。用以点眼,只如常法。治风热等疾,随意加减用之。

必胜散十一　治小儿大人病中闻饮食药气,即恶心干呕,不能疗者。

川白芷_{不拘多少}

上件锉晒或焙研为细末。抄一字及半钱于舌上,令其自化;或用掌心盛之,以舌舐咽。儿小者,温净汤浓调,少与含化。并不拘时,至六七次即效。

远彻膏十二　治大小府秘涩,投诸药无验,不拘老幼,并皆疗之。

穿山甲_{尾足上者佳,烧透,二钱重}　五灵脂_{净者,二钱重}

上二味研为细末,次以巴豆二钱重去壳研碎,和前药末,仍用大蒜四钱重去上粗皮三五层,于砂钵内烂杵如泥,丸作一饼。纳脐中,以绢帕系之,外以掌心火上烘热熨至八九次,闻腹中微响即通。

至圣散十三　治老幼暴吐,服药不止者,神验。

枇杷叶_{净刷去叶后毛,锉碎,二两重}　半夏_{㕮咀,净者,四两重}

上件用生姜四两重,切作绿豆大,拌匀酿一宿,慢火炒令微焦色,以皮纸盛于地上候冷。每服二钱,水一盏,煎七分,去渣,空心少与缓投。或入诸药内同煎服,亦效。

八仙饮十四 治小儿、男子、妇人血风目疾,经久不瘥,昼夜涩痛,视物不明,甚至生翳散漫,投诸药未验者。

生干地黄 净洗,焙干 赤芍药 大川芎 羌活 川当归尾 酒洗,焙干 龙胆草 汉防己 甘草 八味各五钱

上件㕮咀。每服二钱,水一盏,白蜜半匙,煎八分,去渣,食后、临卧二时温服。

跋 一

　　曾世荣《活幼心书》上、中、下三卷。上卷为决证诗赋；中卷为明本论，并拾遗；下卷为信效方，并拾遗。余向曾见此刻多缺失，故未收。后又收得一本，非此刻矣。适从五砚楼以医书一橱归海宁友人，余为之介，遂检得是书。中多缺叶，影钞别本补全，即所收之又一本，而非原刻也。重付装池，而识其缘起如此。

　　　　　　　嘉庆辛未中秋前二日复翁丕烈识

跋 二

元本《活幼心书》三卷。每半叶十一行,每行二十一二字不等,盖至元甲午曾氏原刻全帙,艺风前辈所藏士礼居本也。德显出处无徵,是书辨证详明,处方精审,允为仁人之言。自序备述渊源,极有心得,爰为重刻,以广流传。同治《衡阳县志》及各家著录多作“新书”,黄跋偶沿其误;《千顷堂书目》、光绪《湖南通志》,据抱经堂《补元志》,并作二卷。殆亦未见全书。明宣德庚戌有修补本,日本享保甲寅曾为校刻,皆不及此本之善。因属翟君展成凤翔、萧君伯丞延平再三雠校,改正良多,并附校记于后。其昭晰无疑者,不复赘列。庶后之君子,有所考焉。

宣统二年庚戌二月武昌柯逢时

《活幼心书》校记

决证诗赋卷上

吴序 善状状,原作壮。反激他证反,原作及。成效之速成,原作盛;速下原有者字。

决证诗六论 因有薄荷原文恐误,下文有皮嫩、皮厚之说,或系皮有薄厚之讹。皮嫩嫩,原作漱。不言之疾乎乎,原作耳。

诗七论 盖周岁以前盖,原作尽。疏涤积聚涤,原作条。

诗十九 扬睛原作扬晴。

诗五十一 风痰结聚风痰,原作冷热,据明本论咳嗽十一改。

诗五十六 风湿湿,原作温。

诗七十一 暑湿湿,原作温。

赋七十五 肾有证攻肾,原作轻。怨咨咨,原作恣。晋代叔和代,原作伏。

明本论卷中

胎寒一 庶渐瘥渐,原作全。

夜啼四　遏热镇心遏，原作遇。

急惊五　目睛原作日睛。如怒怒，原作恕。匀气散止补匀，原作钧。

慢惊六　惟载阴痫载，原作戴。不可治也治，原作洽。

风毒七　营化营，疑作熔。但依前依，原作攸。

伤积八　风寒所袭袭，原作餐。

热证九　面惨惨，原作掺。恰五百一十二日恰，原作怡。日，原作目。腹疼呕吐腹，原作肠。中指独自冷原作中指毒独冷。遇晚二发二，疑误。

伤寒十　䀼音省省，原作肩。间以无惊丸间，原作问。遽然出外遽，原作据。正气将衰正气二字增。百骸骸，原作骇。

咳嗽十一　癖块原作顽块。

吐泻十二　详究治法究，原作丸。养宗筋宗，原作宫。

诸吐十三　其吐自减减，原作咸。

诸泻十四　素弱素，原作索。化癖丸癖，原作病。粳米粳，原作占。案粳应作秔，稻不粘者。以下照改。粪稠粪，原作姜。

赤白痢十五　亦效效，原作故。

肿证十六　施治施，原作于。两胁胁，原作协。鸭

溏溏,原作塘。手足背皆肿背,原作皆。其肿如初其,
原作甚。

脱肛十九　风属木木,原作未。

痫证二十　七情所汩汩,原作泪。

疟疾二十一　间日而作间,原作开。匀气散止补
匀,原作白。加草果果,原作菜。为医为父母者者,原在医
字下。

疮疹二十六　发之亦少之字原作而。导赤葛散导
字当衍。为其药性药,原作乐。异功散功,原作攻。噬脐
脐,原作剂。蚊蚤蚊,原作蛟。病必致危病,原作痫。

阴囊肿二十七　纵弛原作弛张。感风湿湿,原
作温。

惊瘫鹤膝二十八　间服排风汤间,原作问。

五淋三十　而为溲溲,原作瘦。名曰阴闭闭,原作
问。姜豉饼豉,原作鼓。

口疮三十三　唇弦弦,原作玹。

诸疮三十四　及三解散及,原作乃。木通散间服
间,原作虽。

目疾三十五　红弦弦,原作玹。

重舌三十七　札针札,原作扎。

五软三十八　鞦音报原作鞦音昂。

诸汗三十九　惊汗汗,原作肝。

黄证四十　两目弦弦,原作坛。

辨药病不相主对二　所传药性传,原作侍。

评非时用附子大黄四　侯自牧侯,原作候,下同。
惟杨侯二家原作侯。

信效方卷下

白芍药汤十　脐下痛脐,原作剂。

六和汤三十三　水一盅盅,原作中。

黄芪六一汤三十四　目扬扬,原作坛。甘草一两
一,原缺。

坎离汤三十七　甘草无分数,或下二味当是三味。

化丹汤四十　石膏末无分数,薄桂下注八味各五钱,
当移此。

雄黄散六　川乌头此叶钞补作川芎。按下重川芎,
据《幼科准绳》引改乌头。

泻黄散二十七　微炒香炒,原作妙,据钱氏《直
诀》改。

调元散二十八　手足如痫痫,原作简。

霹雳散五十　白芷三味各二钱,原作二味,据《准
绳》改。

麝香人齿散五十六　入肾肾,原作胃。

补肾地黄丸九　取皮为用用,原作则。

香陆胃苓丸十一　　此药药,原作兹。

二姜丸十二　　就带润带,原作滞。

没石子丸十三　　肉豆蔻一枚一,原刻模糊。

二圣丸二十二　　逐水逐,原作遂。

地黄膏三　　纳口内纳,原作纸。

乌豉膏六　　痄腮原作诈腮。

劫风膏十四　　劫,原作方,据目录改。

宽热饮十一　　见微黄色去巴豆片原作见微去黄色
法巴豆片。

白附饮二十六　　白附饮共十味,原注五味各二钱,兹
据《幼科准绳》去五味二字。

轻粉散四　　五倍子倍,原作部。

藿香托里散六　　托,原作柘,当作托。

拔毒散七　　犬形形,原作刑。

玄明粉十　　蝇飞飞,原作肾,据《类方准绳》改。

方剂索引

一画
一匕金　163
一字金　162
一抹金　163

二画
二仙饮　159
二圣丸　138
二圣散　115
二香散　124
二姜丸　134
七宝散　109
八仙饮　170
人参甘桔汤　101
人参芎归汤　101
九仙散　120

三画
三白散　123
三圣丸　139
三棱散　109
三解散　106

四画（右栏续）
大顺饮　159
大柴胡汤　104
万安饮　162
万应丸　137
万金散　124
小柴胡汤　93
小陷胸汤　105
千金膏　147
川草散　111

四画
天花散　125
天竺黄散　110
天麻饮　158
木通散　107
五皮饮　156
五拗汤　101
五苓散　105
五和汤　96
五黄汤　99
不惊丹　148
日生汤　92

中和汤　100

贝母汤　97

内金散　121

内消丸　136

水晶丹　147

牛蒡汤　92

升麻汤　105

化丹汤　104

化虫饮　154

化毒汤　99

化癖丸　132

匀气散　107

乌白丸　165

乌附膏　144

乌梅散　108

乌梅膏　143

乌豉膏　144

乌犀丸　130

六圣丸　135

六和汤　102

六柱散　120

双金饮　159

五画

玉露饮　153

平胃散　108

四圣散　125

四顺饮　151

四神丹　149

四黄散　123

生地黄汤　97

白及散　124

白芍药汤　95

白附饮　158

外消散　122

立效饮　156

立消散　110

玄明粉　168

玄参饮　155

玄霜膏　146

半夏丸　135

必胜散　169

六画

地黄膏　143

百伤饮　150

百解散　105

至圣散　169

当归散　106

回阳散　127

朱砂膏　142

伏龙肝散　126

全蝎观音散　127

冲和饮　152

守中汤　96

守胃散　118

安神散　116

导赤散　119

防己汤　94

防风汤　94

如意膏　142

七画

麦门冬汤　103

远彻膏　169

赤苍饮　154

赤葛散　125

坎离汤　103

却暑丹　149

芪归汤　93

芦荟丸　132

豆蔻丸　140

连床散　110

牡蛎大黄汤　102

羌活散　113

没石子丸　134

沉香饮　156

沉香槟榔丸　141

快活丸　141

快斑饮　160

快膈汤　104

补肾地黄丸　133

补肺散　116

陈氏木香散　112

陈氏异功散　113

八画

青木香汤　99

拔毒饮　157

拔毒散　167

拂毒散　111

明目饮　152

固真汤　97

知母汤　94

和中散　119

使君子丸　133

金波散　121

金茱丸　138

金铃散　112

金粟丸　137

备急散　127

泻肺汤　96

泻黄散　114

定吐饮　161

定喘饮　160

参苏饮　157

参苓白术散　117

参香饮　155

九画

草龙胆散 120

茴香汤 104

茯苓厚朴汤 95

茯神汤 95

南星腹皮散 118

枳壳丸 138

枳实汤 93

柿煎散 111

轻粉散 166

钩藤膏 145

香艾丸 165

香芎丸 131

香连丸 131

香陆胃苓丸 134

香橘饼 163

香薷散 113

顺搐散 122

独圣散 166

独活汤 98

养脏汤 96

姜豉饼 164

姜橘汤 97

活血散 122

祛风散 126

祛风膏 146

祛疟丹 150

神应散 167

神效散 125

既济解毒丹 165

十画

莪术丸 140

真武汤 102

桂枝汤 98

桃花散 122

速效饮 151

柴胡饮 151

钱氏白术散 119

健脾饮 155

凉肺散 168

益元散 126

益中膏 145

益黄散 117

烧盐散 116

消毒饮 161

消黄散 112

消暑清心饮 160

浚川丸 139

宽气饮 153

宽肠丸 133

宽热饮 154

调元散 114

通圣饼 164

十一画

理中汤　98

排风汤　100

黄土散　127

黄芩四物汤　93

黄芪六一汤　102

黄连膏　145

黄金散　108

常山饮　161

麻黄汤　98

商陆丸　138

清肺饮　151

清凉膏　146

清脾汤　103

密陀僧散　128

绿豆饮　153

绿袍散　117

十二画

琥珀抱龙丸　128

散气丸　136

雄黄散　107

紫草茸饮　158

黑白饮　158

黑虎丹　149

惺惺散　107

疏风散　112

十三画

蓖麻膏　144

解表散　117

辟尘膏　144

十四画

碧玉丸　140

截惊丸　136

缩砂饮　161

十五画

槲皮散　124

镇惊丸　130

鹤顶丹　148

十六画

薄荷散　124

醒醐散　115

醒脾散　115

糖煎散　119

十八画以上

蟠龙散　126

藿香托里散　166

藿香饮　157

霹雳散　121

麝香人齿散　123

40检